JN275935

フランス発

アロマセラピーバイブル

日本のメディカルアロマセラピーはこの一冊ですべてわかる

ロドルフ・バルツ 著

川端一永、吉井友季子 翻訳監修

目次

はじめに ——————— 4

第1章 我々と植物の関わり ——————— 9
　植物を使うことは人間らしさを取り戻すこと……9
　見直されだしている植物・芳香療法……10
　人類と自然の関係は……10
　人智学からのアプローチ……12
　植物療法からアロマセラピーへ……17

第2章 自分の健康は自分自身の責任で ——— 21
　医学の進歩は知識と経験の積み重ね……21
　基礎的な健康法を身につける……22
　自然治癒力を働かせる……26

第3章 精油の特性とその効果 ——————— 29
　定義……29
　精油の抽出……30
　精油の濃度……32
　ケモタイプ……33
　消費者のための品質のよい精油の選び方……35
　製造工場、研究所における品質管理……36
　精油の危険性と毒性……39
　水蒸気蒸留法の技術……41
　化学的、医学的な精油の作用……50
　精油の主な成分－生化学成分と治癒の効力……52

第4章 一般的な精油の特性 ——————— 61
　精油の解毒作用の例……61
　精油の一般的な特性の概要……63

第5章　セルフトリートメントとその注意点 ―― 69
　セルフトリートメント……69
　体内環境とアロマトグラム……70
　第1番目、第2番目の作用を考慮に入れた精油を選択する……75
　トリートメントにかける期間……77

第6章　精油の使用方法 ―― 79
　内服での使用……80
　外用のさまざまな方法……85
　味付け、調味料として……92

第7章　精油のリストとその作用 ―― 95
　精油を少量しか産出しない植物の問題点……95
　エッセンシャルオイルリスト……98
　精油一覧表……120

第8章　セラピューティックインデックス ―― 125
　インデックスを使用する前に……125
　セラピューティックインデックスの使い方……127
　セラピューティックインデックス……128
　体内環境を整える治療法……170

第9章　アロマセラピーに関連する自然の治療法 ―― 175
　生物学的医療と自然療法……175
　ホメオパシー……176
　植物療法……178

おわりに ―― 180

関連情報 ―― 182

はじめに

日ごろから私たちの周りには、さまざまな匂いがあります。心地よいものや癒してくれるものもあれば、耐えがたいものや嗅ぐだけで中毒してしまうものもあります。その種類は千差万別ですが、これらを嗅ぎ分けるのが嗅覚です。

私たちの体には五感という優れた感覚が備わっています。最も知られている感覚は視覚や聴覚、またグルメには欠かせない味覚などでしょう。他にも触覚などがありますが、体にとってあまりにも明け透けな感覚に直結しているせいか、社会的にあまり受け入れられていないようです。そして、その触覚に一番近いといわれる嗅覚は、他の知覚よりも話題になる事はありませんでした。

現代では匂いを善し悪しで印象づけられてしまいがちで、できるだけ鮮明に言葉に表現しようとしても適切な言葉を見つけられず、もどかしい思いがします。これは嗅覚機能の減退を示すもので、科学的な研究にとっても大きなテーマであるといえます。その昔ドイツには匂いを意味する言葉が40語以上もあったそうですが、数年前からこの嗅覚に存在する豊富な情報量とそのつながりを説明するために、基礎研究の開拓が進められています。

このように五感の中において研究が遅れている嗅覚ですが、地球上では素晴らしい役割を果たしています。例えば、花の香り

で昆虫を引き寄せる受粉。これによって植物のしゅ種は生き延びることができるのです。昆虫は受粉を助けることで（ハチから収穫した十分な花粉について考慮すれば人間にとっても）上質な栄養物を花粉から受け取っていますから、匂いが生態系のバランスを保つ理想的なスタイルといえるでしょう。動物界においても、匂いは種存続の鍵となる重要な情報源です。食物、天敵、危険を知らせるのは、繁殖期に分泌促進されるホルモン分泌の匂いです。

「聖人はそのままでいい香りがする、死のとこ床にあって尚かぐわしい」という話は有名ですが、人も元気な時はいい香りがします。これは体の機能が安定しているため、液体が良い香りを放つからですが、反対に病気になると嫌な匂いを発します。他にも庭仕事などをして気分良く汗をかいた時はいい匂いがするのに対し、イヤイヤながら作業をして汗をかくと嫌な臭いがします。この結果が精神的なものであることは明白であり、偶然ではありません。

人の脳には、それぞれ違った匂いを1万個まで記憶し、識別する能力があります。嗅覚では嗅神経が大脳の上部中枢へ直接到達して情報が伝達されますが、他の4つの知覚では、まず視床にある選別中枢とコード解読中枢を通過してから、大脳の別のさまざまな領域へと導かれます。例えばムスクですが、この香

りを嗅ぐと私たちは性を呼び覚ますと言われていますが、嗅神経はその芳香分子を、空気中0.000,000,000,003ｇ/m³の濃度まで感知し、識別しているのです。実際、私たちが宣伝されている香水の多くは、このような仕組みを踏まえたうえで、利益に乗じた製品となっています。五感の中でひどく研究が遅れている嗅覚ですが、逆にいえば最も可能性を秘めた感覚なのです。

進化論により哺乳類、特に霊長目・ヒト科の大脳は目覚しく発達してきました。そこに移植されてきたかのように存在する中脳（または大脳辺縁系）も、長期記憶の確立に重要な役割を果たす典型的な感情傾向の体系と考えられています。ここでの記憶は、快・不快な経験や、感情の変遷の時空をつなぎ合わせることができます。こうして、哺乳類、特に人類においては、思考、言語、意識の土台として新皮質（または皮質、あるいは大脳皮質）が発達していったのです。

嗅覚がもたらす重要な働きのもうひとつに、古皮質から放たれる本能的、衝動的な欲動の匂いを新皮質の表象の働きや意識的思考へつなげる、というものもあります。このように匂いと嗅覚中枢は、人類を動物界に結びつける生存本能の「古皮質」と、生活行動パターン・精神面で人を形成する意識的思考の「新皮質」の中間で、記憶や感情の「大脳辺縁系」を介して、つまり

感情 - 欲求 - 動機を通しての機能を満たしているのです。
「カラダという枠を越えて、生命や発育に影響を与える外部環境の中心部まで拡張する複雑な回路がなければ、実質的に生体を調整することはできない」（ジョエル ド ロスネイ（Joel de Rosnay））。

楽しみ、喜び、幸福感、ストレス、不安、欲求不満。こうした感情は、神経やホルモン・エネルギーの調節に絶えず影響を与えて、私たちの心身の健康や今ある状態に反映し、固有の匂いを発散させている事はすでに述べました。つまり匂いが事物の存在や、植物、動物、人間の生命を明らかにしているわけです。ハイデガー V.ビンゲン（Hildegard V. Bingen）は「人はその目で物事の道を見極め、鼻でそれを理解する」と言っています。確かに植物の匂いや芳香・アロマなどと呼ばれるものは、私たちに幸運を予感させますから、周囲の匂い、そして体内から放つ匂いは、人生において重要なメッセージだという事かもしれません。言い返せば、環境から生じる匂いが身体の調節システムや潜在エネルギー、そして、今ある状態に影響を及ぼしているとも言えるでしょう。

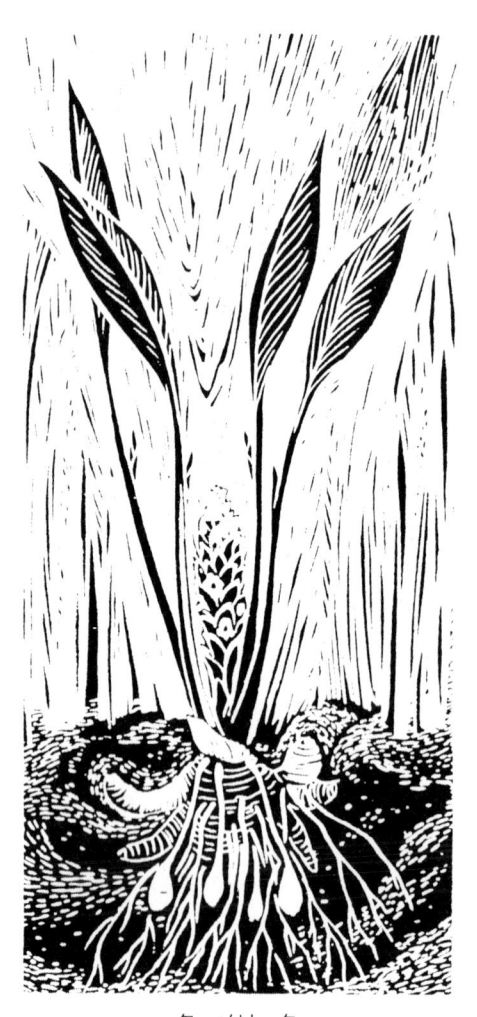

ターメリック

第1章
我々と植物の関わり

植物を使うことは人間らしさを取り戻すこと

　古代より私たち人類は、植物と深いつながりを持ちながら生活を営んで来ました。植物は食べ物や衣服や住居にも、そして火の原料や煙にもなり、葬式や宗教的な儀式で用いる癒しの香りとしても使われて来たのです。世界各地で見られる古代文明、その各々の地域で人々は家畜を育てたり、植物を育てたりしながら生活を営み、植物に対する知識と経験を積み重ね、徐々に自分たち独自の植物を使った治療法、すなわち植物療法を発見していたようです。植物を用いた最古の治療例は紀元前三千年、古代エジプトのパピルス製の巻物に記されています。

　この植物を使った自然の治療法は、日を追うごとに、経験を重ねるごとに発展していきます。次第に人々はその効果を認め確証し、植物が育っていくための重要な要素があることを知っていくのです。そして、人類からの思いやりや地球全体、宇宙つまり太陽や引力など自然の法則がもたらす恵みにより、植物は育まれていることを知るようになるのです。それを知ることで私たちは植物のもつ治療効果をより身近で、とても大切な存在として感じるようになっていきます。植物療法は古代より19世紀まで長きにわたり主要な治療法として栄えてきたのです。

しかし、近代医学の台頭とともに植物そのものを使った自然療法は忘れ去られてしまった感があります。

人の病を治すという重要な職業である医師にとっても、19世紀半ばまでは、植物療法が主要な療法であったわけですが、それを近代医学がとってかわってしまったのは大変残念なことです。

見直されだしている植物・芳香療法

単なる流行としてだけではなく、漢方薬やハーブなど、植物由来の薬剤やアロマセラピーのエッセンシャルオイルといった植物抽出エキスが、最近になり注目を集めています。それは、近代医学治療の主流となっている化学薬品に、多くの副作用があること、そして難しい薬品名や抗生物質などに苦手意識を持ち、私たちが化学薬品を縁遠いものと考え、自然や宇宙（訳者注：引力や太陽の恵みなどを宇宙からの影響と考える）を身近に感じる植物とのつながりや調和の法則を再発見することで、植物療法を再び選ぶようになってきているのです。

人類と自然との関係とは

植物や動物の進化の過程と、人間のそれは非常に似ていると考えられています。私たちの進化も生物学的や宇宙の法則に従っているわけですが、植物や動物の進化の過程は、もっと密接に関係していると考えられます。それほど、太陽の恵みといった宇宙の影響は、私たちにとっても、大きいものであるということです。

植物と動物、そして人間が共存してきたこと自体も、地球や太陽からの恵みを受けていることの証です。それは例えば、生命維持に必要な呼吸という行為を考えてみてもよくわかりま

す。私たち人類を含めた動物は、酸素を吸って二酸化炭素を吐いています。一方植物は、二酸化酸素を取り入れ、酸素を放出しています。よく知られた事実ですが、人類にとってとても重要な意味を持っているのです。

　また植物は、私たちの吸う空気をイオン化（マイナスイオン化）して放出してくれるのです。特に植物から抽出したエッセンシャルオイルに、この作用が強いと言われています。このように空気がイオン化されることで、人間にとってとても有用なマイナスイオン化された酸素を作り出してくれるのです。マイナスイオン化された、酸素の多い空気のもとで生活していると、活力がみなぎり、健康になってきます。一方、プラスイオンが多ければ不健康になり、病気がちになるのです。最近になり言われているマイナスイオンという言葉は、植物療法の世界では、古くから考えられていた概念だったのです。

　多くの研究で植物が放出する香りの分子、すなわち芳香分子には、私たちの体液と似通った構造のものがあることがわかってきています。つまり、体液が活力増強作用やホルモン作用に関係しているように、芳香分子にも同様の作用を持っているであろうと期待を寄せることができるのです。どのような芳香分子が、私たちにとって良いと言えるのでしょうか。きっと、自分の最も好きな香りが、最もよい影響を与えてくれるのです。

　さて、この植物と人間との関係は、他にもいろいろ実証されています。例えば、植物は私たちにとって好ましいエネルギーを絶えず出してくれています。森の中を散歩するような、森林浴を想像してみてください。きっと安らぎと自然との一体感を味わい、なんだか元気が出るように感じませんか。また、逆に植物のない都会で生活すると、どんどん疲れがたまっていくように感じます。植物に接して暮らしている人は元気で、離れて暮らしている人は元気がなくなっていく。これは身近で起こっている現象です。また植物は、私たちが頑張って愛情をいっ

ぱい注いで世話をして育てると、どんな腕の良い庭師が育てたよりも、どんどんきれいに育つと言われています。天才庭師が育てたと思われるような素晴らしい育ち方をした植物と、そうでないものの差がどうして起こるのでしょう。

　ご自分で試してみるとよく理解できます。例えば、二つの種をまいてみてください。もちろん同じように水はたっぷり与えます。ただ、どちらか一つは注意深く、心を集中して、話しかけながら育ててあげてください。そうすればきっとその結果に驚かれることでしょう。

　この影響力が故に、多くのガーデニング愛好家がリラックスし、心安らぎ、活力を取り戻すのだと考えられます。

人智学からのアプローチ

　植物と私たちとが互いに補いあっている関係であることを示したルドルフ・シュタイナー(Rudolph Steiner 1861-1925)の研究が注目を集めています。この研究の一つを簡単に説明します。彼は私たち人類の機能を3つに分類し、それを植物の機能と対応させて考えています。三部分説ともいわれる彼の学説を以下で紹介します。

1. 呼吸器・循環器系

　私たちの呼吸器系に対応する器官を植物では、呼吸や光合成を行っている葉、そして循環器系を枝に対比させて考えます。この考え方によると、葉っぱそのものや葉っぱから抽出されたエッセンシャルオイルは、呼吸器系や循環器系、血管系の疾患の治療に適していることになります。もっと詳しく説明すると、葉っぱに含まれている葉緑素は、光合成や葉っぱを緑化させる作用を促進します。それだけではなく、葉緑素の緑色は、赤色も補強すると考えられているので、私たちの血液の

作用を増強し得ると考えられています。実際、葉緑素が赤血球の産生を促すことで血液の再生力を増強させたり、心臓を刺激したりする作用があることは周知の事実です。

2．神経－知覚系

　私たちの脳神経系を植物の根茎に対応させています。実際、植物の根茎より抽出されたエッセンシャルオイルの多くは、脳神経系の治療に効果があることがわかっています。

3．代謝系

　私たちの消化、合成、排泄、再生などの代謝機能全体を、植物の花や果実に対応させています。実際、種や花びら、またその抽出物は私たちの消化器系や代謝系の疾患の治療に応用されています。

　これらをまとめると以下のようになります。

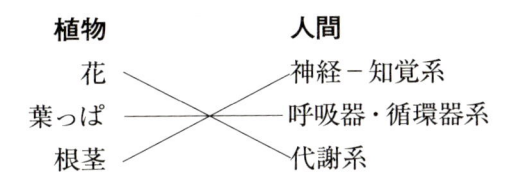

```
    植物              人間
    花      ＼  ／  神経－知覚系
    葉っぱ   ＼／   呼吸器・循環器系
            ／＼
    根茎    ／  ＼  代謝系
```

　これに示すように植物と人間の三部分説は、多くの点から植物療法の将来展望を示唆しています。ここで一つの仮説を立てて考えてみます。

　植物では葉っぱ、人間では呼吸器・循環器系に相当する部分（中間部と呼んでいます）は、他の神経－知覚系や代謝系と均衡を保ちながら互いに影響を与え合っており、弱めたり刺激したりしながら働いています。そして植物や人間の内部であろうと外部であろうと、ガス状、固形状、液状にかかわらず、地球上のものすべてに多大な影響を与えるほど、互いに関係し

て働いているのです。

　実際、私たちの血液循環や呼吸作用は、身体を維持していく上でとても大切な役割をもっています。すなわち栄養素を隅々まで運び、老廃物を排除する働きを担っているのです。香りとの関係で考えてみても、呼吸という行為はとても大切な作用です。呼吸は、常に規則正しく働き、私たちの健康とも密接に関係しています。平素は無意識に行っている呼吸運動も、意識して深呼吸などを行うと、その影響力もより大きなものとなります。だからこそ、私たちはエッセンシャルオイルが持つ、元気を与えてくれるような、刺激的な香りを有効に享受することができるわけです。これらのことで以下の2つの考えが導かれます。

　1．地球のほぼ中心部分に存在する、地中海性気候と呼ばれる温暖な地域は、アロマセラピーや植物療法でよく使われるシソ科の植物の生育に適した気候です。その上、シソ科の植物は私たちの呼吸・循環器系にとてもよい影響をあらわします。植物と私たちの相関図で呼吸・循環器系が真中（中間部）にあることと、呼吸・循環器系によい作用をもたらすシソ科の植物の繁殖地域が地球の中心部、すなわち真中にあるのとは偶然の一致なのでしょうか。いやそうではありません。地中海気候をあらわす温暖な地域は、赤道と北極、あるいは赤道を南極かそれぞれ等しい距離にあり、それゆえ宇宙や地球から特有の影響（気候や太陽の光、土壌など）を受けています。

　この地域特有の太陽からの熱放射は、植物の生育になくてはならないものなのです。それが、根茎や葉っぱ、花などが絶妙のバランスで生育するのに必要となります。赤道直下の灼熱と湿気、北極や南極の極寒や乾燥、地中海地域はこれらの中間に位置するため、夏が長く、雨季や冷たい冬が比較的少ない過ごし易い気候を呈してくれるのです。プロバンス地方の気候を想像してみてください。夏の暖かさ、降り注ぐやさしい太

陽の光、これらが植物のもつ芳香成分を育んでいます。真似ることが出来ないほど素晴らしいラベンダーやローズマリーの香り、そして低い常緑樹の持つ、酔ってしまうほど素敵な香りは、すべてこの気候が育んでいるのです。すべてのエッセンシャルオイルは、水素分子に富み、そのなかでも W. ペリカンの研究によると、ローズマリーの水素化された物質の含有量は、最も多いそうです。水素は、地球上で私たちの健康に最も重要な役割を演じている物質なのです。

　2. シソ科の植物から抽出されたエッセンシャルオイルは、呼吸器系や循環器系に特徴的な作用を示します。特に肺や内臓神経叢（太陽神経叢ともいう）など呼吸器系の臓器や心臓、上腹部臓器などに効果的に作用します。私たちの身体の中で、これらの部分は内臓神経叢と関係する自己意識や意志、心臓神経と関係する喜びの感覚、頚部や上腹部の神経と関係する心配や不安な感覚など、心が感じる感覚を司っています。また、これだけではなくシソ科の植物は精神神経にも影響を及ぼすと考えられています。ローズマリーを例にとって考えてみましょう。ローズマリーは、身体と精神神経を刺激する作用があります。意志や自己意識を強固なものにし、内面にある弱き心を打ち砕いてくれるのです。

　ウォルターロゲンカンプが描いたスケッチは、自然界におけるシソ科の植物の全体像を、それぞれ繋がりを持たせながら描いたものです。このスケッチやその他のものは、W. ペリカン著の素晴らしい書籍「人と薬用植物」より許可を得て掲載しています。

　画家は、花の外観を寸分たがわず描こうとするのではなく、彼の感性で自然の植物が内に秘めているものを描き上げています。シソ科の植物の中で、薬効を持つおよそ 3,000 種芳香成分を持った植物すべての力を、彼はこの絵で描こうとしているのではないでしょうか。

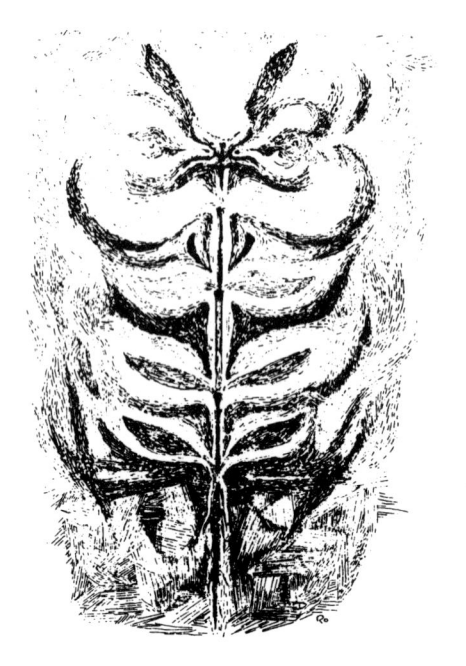

シソ科植物の全体像（ウォルターロゲンカンプによるスケッチ）
— Editions Triades の許可を得て掲載

　植物と、それに影響を受けている私たちとのさらに詳しい関係をドイツの生物学者ディートリッヒ・ギュンベル博士が明らかにしています。彼の研究によれば、私たちの皮膚に対するエッセンシャルオイルの影響は、図のようにある法則に従っています。
　これらは非常に興味深い見解で、身体の治療や健康を維持するためにエッセンシャルオイルの抽出された植物の部位や、作用させる皮膚の層や身体の部分を考えながら行うことの優位性を示しています。

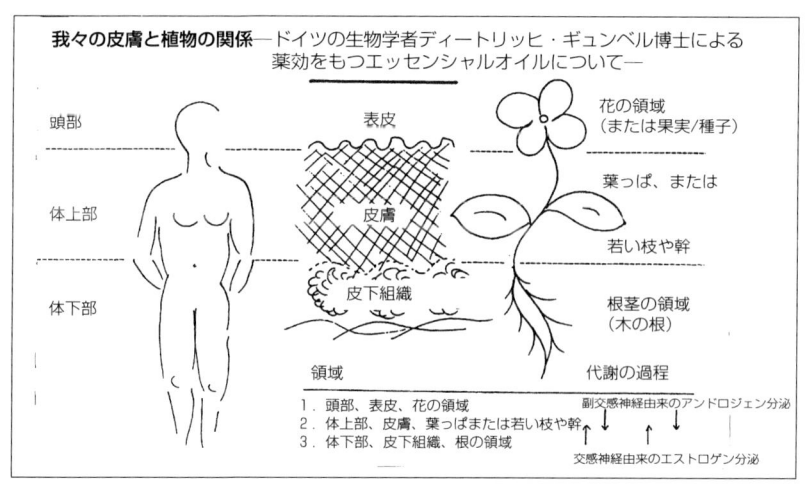

我々の皮膚と植物の関係――ドイツの生物学者ディートリッヒ・ギュンベル博士による薬効をもつエッセンシャルオイルについて――

領域		代謝の過程
頭部	表皮	花の領域（または果実/種子）
体上部	皮膚	葉っぱ、または若い枝や幹
体下部	皮下組織	根茎の領域（木の根）

1．頭部、表皮、花の領域
2．体上部、皮膚、葉っぱまたは若い枝や幹
3．体下部、皮下組織、根の領域

副交感神経由来のアンドロジェン分泌
交感神経由来のエストロゲン分泌

ギュンベル博士著「Gesunde Haut mit Heilkrauter-Essnzen」より承諾を得て掲載

植物療法からアロマセラピーへ

　植物を注意深く観察すると、植物自体が素晴らしい実験室であることに気がつきます。植物は、それ自体が当然のことながら生きている器官であるため、その生育は回りの環境の影響を非常に受けやすいのはご理解いただけるでしょう。つまりミネラル分や塩分を含んだ土壌からの水や、炭素を含んだ空気、そしてなにより太陽からのエネルギーは必要不可欠なものなのです。また、ありがたいことに、光合成という機能があるため、太陽光が発するエネルギーを有効につかまえ、それで葉緑素を産生し、有効な生理学的なエネルギー変換に利用しています。

　植物にとって私たちの呼吸にあたる光合成は、エネルギー価が乏しい基礎代謝物をエネルギー価の高い混合物質へと変換させます。植物は光合成を行い、その結果、炭水化物（糖質）を合成します。そして炭水化物を使って配糖体や有機酸、

脂肪と油成分から作られた脂肪酸などを生成します。その上、植物はエッセンシャルオイルの生成に必要なテルペン化合物やその他の芳香分子を合成します。エッセンシャルオイルは50から多いときは250種類もの芳香分子で作られているため、非常に複雑な構造をしています。

　最終的に酵素の働きで、植物はアミノ酸やプロテイン、アルカロイド（植物塩基）、ホルモンなどその他のものも産します。それゆえ植物は私たちにとって必要不可欠の多くの物質に富み、糖分やでん粉、脂質、プロテイン、アルカロイド、ビタミン、ミネラルを多く含んだ塩分、その他微量分子、抗生物質、ホルモン、乳酸、そしてエッセンシャルオイル、と病気の治療にも効果があると思われる、多くのものを私たちに与えてくれるのです。

　それ以外にも植物の持つ多くの利点が、自然界で発見されています。植物にみられるような自然に存在する物質は、合成された物質より、同じ量であろうと私たちにとってはより強い効果を与えてくれます。いくら構造だけ似せて作ろうとも、植物に元来存在する自然の物質は、植物の内部で起こっていることすべてが素晴らしい物質を作るようにと働いている力を直接受けているため、有効に働くのだと考えられるのです。

　一つ例に挙げて説明すると、ビタミンC欠乏症である壊血病は、例え合成のビタミンC（一般的には抗壊血病薬として使われるアスコルビン酸などをさす）が大量に投与されたとしても、治療することは難しいケースも考えられます。しかしながら、レモンやキャベツから抽出された天然のビタミンを使えば、いとも簡単に治療することが可能な場合もあります。製薬会社などではある程度このことを踏まえた上で、1日に1回、または2回1000 mgという大量のビタミンCの錠剤をとることを推奨しているのです。実際、成人の1日必要量は、オレンジ1個分程度の75 mgにしか過ぎないのです。自然と関係を持ちながら

生活している私たちにとって、自然の植物より抽出されたものの方が、合成されたものより、より有用であることは容易に理解できることです。リュシエンヌ・ベランジェ＝ボーケスヌ教授が指摘しているように、植物でも動物でも、すべての生物体の化合物合成作用においては、同じ酵素を使うことで反応が起こり、同一のまたは良く似た受容器に作用すると考えられているようです。しかしながら、合成の薬品は自然のものと違い、私たちには、すなわち受容器になじまないようだと考えられているのです。

エッセンシャルオイルの持つ、広範囲にわたるさまざまな薬効や個々の特徴などを解明するために、多くの研究がなされています。(詳しくは4章、7章参照)

エッセンシャルオイルに含まれている薬効成分は、病気によって起こっている症状に対して自己防衛力を上げることで、器官全体の機能を向上させるように身体をコントロールさせ、効果を発揮するのです。適切に使われれば、エッセンシャルオイルは身体の持つ自然機能を向上させることで一時的、時には永久的に病気になるような臓器や機能を弱める、すなわち病気の力を抑え込むことで、身体に対する悪い影響をなくす力を発揮します。それゆえ、自然に存在する薬効成分を持った植物やエッセンシャルオイルを有効に使い分けられる正しい知識を持つことは、とても大切なことです。また、薬用植物やエッセンシャルオイルを使う際に、皆さんに知ってもらいたいとても大切なことがあるのです。それは多くの成分に富んでいる葉っぱから根茎まで植物すべて、またエッセンシャルオイルならば含まれている成分すべてを使う方が、それぞれの成分を個別に使うよりも、身体の内部のバランスを改善させることで、より効果的で治療の成功率も上がるということです。P. ブレシュ博士はこの点について、植物療法とアロマセラピーの論文の中で以下のように述べています。

「植物はその持てる成分をすべて使うことで、一つ一つの成分が助け合い、持っている効果を最大限に発揮することが出来る。つまり、患者の持ついわゆる自然治癒力を、完全なまでに最大限有効に引き出すことが出来るわけだ」

もしも植物やエッセンシャルオイルが良質で、すなわち含有成分がきっちり同定されており、適切な分量だけ使われていれば、好ましくない副作用などあろうはずもないのです（訳者注：エッセンシャルオイルは、きちんと蒸留のロット毎に成分分析されたものを使う必要があることも、ご理解して頂けるのではないでしょうか）。

アロマセラピーは、植物から抽出したエッセンシャルオイルや圧搾により得られたエッセンスを使う療法です。このような種類の病状治癒の方法は、何千年にも及ぶ経験と、それを裏づけるために近年世界各地で行われている研究により立証されてきています。植物療法は、これから未来へ向けての古くて新しい治療法として期待され、化学療法にとって代わり、既存の薬では治すことの出来ない難病で苦しんでいる人々にとって、一筋の光明となるであろうと確信しています。

「どんな病人にも、からだの内側に必ずそれを治せる医者がいる。私たちができる最大のことは、その体内の医者が力を発揮する機会を与えてやることだ」

（アルバート・シュバイツァー博士）

第2章
自分の健康は自分自身の責任で

医学の進歩は知識と経験の積み重ね

　古代文明が栄えた頃、医学は知恵と知識、経験のみで発達してきました。今日では、それにプラスして、高度で専門的な知識や研究が重要視されています。
　しかし、私たちは質の高い生活を営む根幹を成し、生活を左右するほど重要な、「健康である」ことや「病気そのものを良く理解する」という一番大切なことを忘れ去ってはいないでしょうか。私たちがまず知らなければならないことは、身体機能の調和を促進する要因が何であるか、調和を壊す要因が何であるかを良く知ることなのです。病状治癒、または最低限でも崩れた身体のバランスを取り戻すために、以下のどれかを選んでみてはどうでしょうか。

- 症状とまったく違う効果の薬をあえて飲む逆症療法
- ホメオパシー(同種療法)や植物療法、アロマセラピー、低栄養療法、漢方薬療法など従来からある包括的なアプローチで病気を治そうとする療法
- 全身に作用し、治療を目的とする精神神経医学的またはホリスティック医学的な療法
- 調和の取れた生活習慣を目指す療法

一見しただけでは、これら4つの治療法の目指す方向は各々違うように見えます。ところが実際行ってみると、同時に作用し合い、より高い効果を得ることが出来るのです。しかし、実際のところ私たちは、最も強い症状のみだけに効果をあらわすという、現代の特別な薬(西洋薬)をしばしば使っているのです。それらの薬は、症状や病気に対して、人の生活環境などおかれた状況を分析することなしに、その症状を治すという目的に必要な技術や研究のみで作られています。

　これとは対称的なものに、薬を飲むなど外からの助けなしに、一時的に傷ついた身体のバランスを修復しやすいように自己意識や生活環境を改善させて、正しい生活習慣を自主的に作っていこうという考え方があります。現代の人々は、生活のルールや食事のルールを守ることに特に執着するようですが、もっと大切なことは、生活環境や生活習慣にあるのです。

　薬を飲むことと、良い生活を身につけることとは、一見するとまったく違った行為のように見えます。しかしながら、薬を飲むことより害のある悪い生活習慣や環境を回りから退け、私たちの持つ免疫力という自己防御反応を高めてくれるような、素晴らしい良い生活習慣を身につけることがもっとも効果的であるということは、ご理解頂けるのではないでしょうか。

基礎的な健康法を身につける

　植物由来の薬を飲むことは、人間もいってみれば自然の産物なのですから、自然の助けを借りようとしていることに他なりません。化学薬品への信頼をなくし、植物由来の薬に頼ることは、現代社会においては自分自身、今まで送ってきた生活を否定しているようにも思えます。しかし、自分自身の手で自分自身の健康を勝ち取りたいと望むなら、まずは、基本的な概念で

ある「健康」ということが何なのかを考えてみなければなりません。そしてそこから何が大切かを考え、可能な治療法を選択すれば良いのです。

病気の発生を予防するという努力は、日常の単純な食や生活に対する欲望と戦わねばならないため、いらいらする煩わしいことのように思われるかもしれません。しかしそれは私たちの体調を考える上で、健康であるか否かという重要な意味を持っています。

1. 呼吸

　良い状態での呼吸、そして一生懸命深呼吸すること、しかも私たちが生きていく上で血液や細胞へ酸素を与えてやるために呼吸するんだ、ということを意識しながらすることは、とても大切なことなのです。呼吸により空気が肺に入ってきて、100㎡もあるといわれる肺胞膜の隅々まで行き渡ります。そして毎分およそ5リットルの血液に酸素供給されるのです。これを知ると、呼吸することや、その空気がきれいであることが、健康と切っても切れないことであることが、お分かり頂けると思います。

　酸素やその他空気中に存在する分子は、身体が欲する必要要素の半分も供給してくれるのです。例えば酸素をより多く取り込むことが出来るハタ・ヨーガ（ハタ派のヨーガは、肉体をトレーニングすることをメインにした流派。日本ではこれが主流といわれている）の呼吸法を10分間程度、リラックスした状態で1日に1回または2回行うのは、私たちにはとても有用なことなのです。

　こうです、最初の一呼吸でお腹の底まで空気が届くような感じで深く深呼吸をしてください。そして肺を空気でいっぱいにします。両肩を張るような感じでゆっくり息を止め、十分肺の隅々まで空気を行き渡らせます。そしてゆっくり吐き出してください。その時、肺の中の空気はもちろんのことお腹の中から吐

き出すようにしてください。

　「あなたがしている呼吸は、あなたにとっての最高の食事なんだよ」とO. M. アイバンホフは言っています。西洋では、呼吸法を学ぶ学校が存在し、呼吸法を基礎として、より多くの疾病の治療がなされているのです。

2．食事

　私たちの身体にとって、何が有益なものとなるか、また何が有害なものとなるかを考えながら食事をとる必要があります。果物や生野菜を多めにしてすべての食材を満遍なく食べる、しかもお肉やフライや焼き物の脂肪、砂糖などを極力避けるという基本ルールを再確認してください。次に知っておいてほしい重要なルールをあげてみます。果物や生野菜は小腸で消化されるので、食事の前半に摂ることが奨められており、一方蛋白質や新鮮な乳製品、油などは胃で消化されます。パンや穀物などでんぷんを含んでいる食物は、口の中の唾液や咀嚼(そしゃく)の効果である程度噛み砕かれて消化されていきます。食事の最後に食べる甘いデザート類は、消化の速度を遅くすることで、腸内のガスを発酵させ鼓腸を促し吸収を確実なものにしてくれます。

　また、身体の75％が酸性の物質、残りの25％がアルカリ性の物質で構成されていることも考慮して、食事の組み合わせを考える必要があります。しかしながら通常の食事はアルカリ性が多く、酸性のものが少ない傾向にあるのです。

- 食べ物の75％に必要な酸性の食べ物には、肉類、加熱された油性食品や乳製品、それに加え化学的に処理され加工された精白小麦粉食品すべてと缶詰食品など。甘いお菓子や、胃でアルカリになるレモン以外のすっぱい果物は、胃で酸を作り酸性になります。

- 食べ物の 25％に必要なアルカリ性の食べ物には、新鮮な生の野菜や生の乳製品、そして果物、新芽を摂りたい穀類全部。ゴマやクルミ、アーモンドなど油を含んだもの。

　西洋食が今や常食となっている私たちが、酸性とアルカリ性のバランスを考えて健康のために食事をとることは、相当努力しないと達成は難しいのです。また、長年にわたり、この生物学的にもかなった酸性とアルカリ性の法則を無視していると、多くの人の身体の組織は酸性に傾いたものとなってしまうのは疑う余地もないことです。消化器系や循環器系、そして神経系に起こるいわゆる文明病（訳者注：ここでは生活習慣病の意味）やリウマチや関節炎、免疫疾患、ガンなどの変性疾患と呼ばれる病気などは、これらが原因となっているとも考えられます。また効率良い食事とは、静かで落ち着いた環境の中、もしくはストレスなどない健康な心理状態で摂ることが理想です。

3. 運動

　ここでいう運動とは、何も激しいものではなく、私たちの身体に適した程度でリズミカルなものです。ただ、筋肉の動きと呼吸、心臓の鼓動とは調和していることが望ましいのです。運動の際のリズムを身につけるには、走ったり、歩いたり、泳いだり、スキーを楽しんだり、ヨーガをしたりすることが大切です。こんな感じで運動をすると酸素が十分摂りこまれ、心は澄み切ってきます。これにより、リラクセーションと心地よい睡眠を手にいれることが出来るのです。

4. 日頃の心のもち方

　私たちの生命の源を再発見し、内に秘めたる自己回復力を意識する。これらの基本的なものの考え方は、ポジティブシンキングを生み出し、予期せぬ力となって現れることがあります。

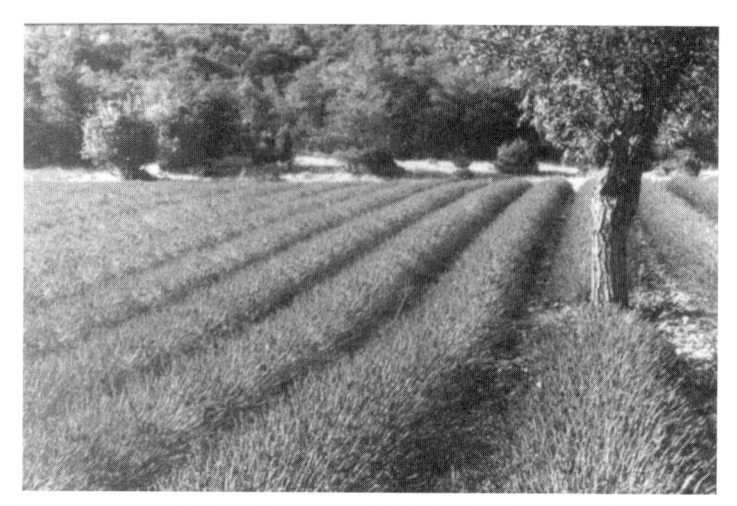

青紫の軽く刺激的な、そして染み渡るような匂いを持つラベンダーは薬用植物としてもとても重要です。ラベンダーは代謝系の不調を改善し、呼吸器系や消化器系、循環器系の機能を促進させ、かつ神経系や心機能を落ち着かせます。ラベンダーを入浴時に使うと坐骨神経痛や通風、リウマチなど神経麻痺を起こしている疾患に有効とされています。その他、傷や火傷、虫刺されなどにも効果を発揮します。

自然治癒力を働かせる

　自然療法を支持する人たちは、自然療法が自己治癒力を高めているということを知る必要があります。多くの治療法や内服薬は、自然治癒力を支えているだけとも言えるのではないでしょうか。

　健康になるという力は、私たちのうちに秘めているもので、外から得るものではありません。この考えは、高名なパスツールが言うところの、「細菌には力などはない、身体の勢いが問題なのだ」と一致しています。これらの考えによると、もちろん自然治癒力、つまり自己治癒力こそ最良の治療法ということが出来るのです。私たちの身体は、壊したバランスを元へ戻す力を兼ね備えています。もっというと身体や魂、心などが一つ

となって、壊れた体内バランスを回復していきます。

　実際に起こっている病気が何であるかを精査しないで、自己治癒力にすべてを任せるのにも問題はあります。すべての病気は、身体が発している危険信号であり、自然の法則にそむいた結果とも言えるのです。危険信号は注意を促しているだけではなく、必要なときには注意もさせます。さもなければ病気になってしまうからです。この生物学的な法則を尊重すれば、本来備わっている治癒力が起こります。そのためには悪いライフスタイルは変え、自然で無害な食べ物や、もちろん治療法を選ぶ必要があるのです。

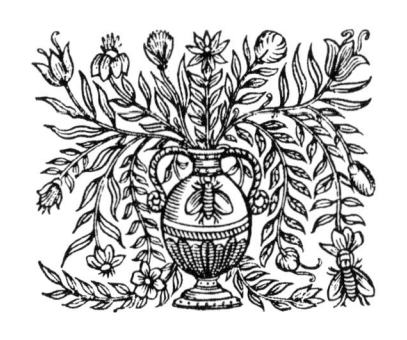

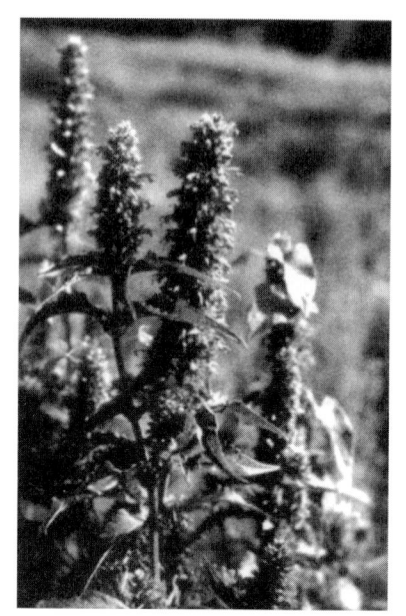

ヒソップ

第3章
精油の特性とその効果

定義

　精油すなわち芳香性の植物のエッセンスとは、植物が産出する粘性のある油状の揮発性の高い芳香物質です。液体と固体の化合物からなり、樹皮質のものもあれば、黄色やエメラルドグリーン青、褐色を帯びた赤などの色のあるものも多くあります。一部の例外を除いて精油は水より軽く、その比重は 0.75 〜 0.98g/cm^3 です。精油は温度の上昇によって揮発する性質があるため、固体および液体の脂肪質の物質とは異なり、精油を紙の上に垂らしても跡を残さずすぐに蒸発してしまいます。精油は急速に液体から気体に変わる可燃性のものなのです。
　精油の物理的性質の一つはジアテルミー（光の熱を吸収し、気体の芳香成分の電気エネルギーが増加する）と呼ばれます。
　ほとんどの植物は精油を含んでいますが、多くの場合苦労して抽出する価値のないほど微量で、それでも抽出されたものは当然高価なものになります。いわゆる芳香性植物だけが十分な量の精油を生産することができるのです。これらのタイプの植物は主に、シソ科（ラベンダー、タイム、セボリー、セージ、ミント）、セリ科（キャラウェイ、アニス、フェンネル）、フトモモ科（ユーカリ、カユプテ、ニアウリ）ヒノキ科（パイン、シダーウッド、サイプレス、ジュニパー）、ミカン科（レモン、オレンジ、

ベルガモット)、クスノキ科(シナモン、ボルネオ、サッサフラス)に属します。精油は主に植物の花や葉に含まれますが、木質、果実、果皮、樹皮、そして根に含まれるものもあります。太陽の熱が芳香性植物の分泌細胞に作用し精油はつくられます。植物は破壊しながら開く小さな腺に精油をたくわえています。例えば、葉が摩擦し嚢が破れたときに精油は香ります。芳香性とそうでない植物の違いはこの単純なことで決まるのです。

精油の抽出

　エッセンシャルオイルの多くは水蒸気蒸留法で抽出されます(一般的な手段は蒸留と言うよりは"水蒸気の通行"といったほうがより正確かもしれません)。蒸留には次のような高度なテクニックが必要とされます。

A．植物にとって最適な収穫の期間
B．蒸留前の植物の取り扱い
C．最高の質を得るための正確な蒸留時間
D．蒸留釜の中の正確な圧力と温度の比率
E．ある植物の中には何回かに分けて蒸留したほうが良いものもあるのでその特別なノウハウ

　クローブや柑橘類の皮の精油は容易に抽出することができます。かつては柑橘類の精油を抽出するのに果物の皮を削り取ってスポンジで集めるといった特殊な方法が一般的でした(いまだにシチリア島では行われています)。
　刻み目をつけて樹液を採る方法はミルラ樹、ガイアナの月桂樹、あるいはボルネオカンファーなどの木に使用される方法です。また、生の樹脂から熱でさまざまな精油を分離させる方法もあります。例えばテルペンチンはこの方法で松樹脂から分離

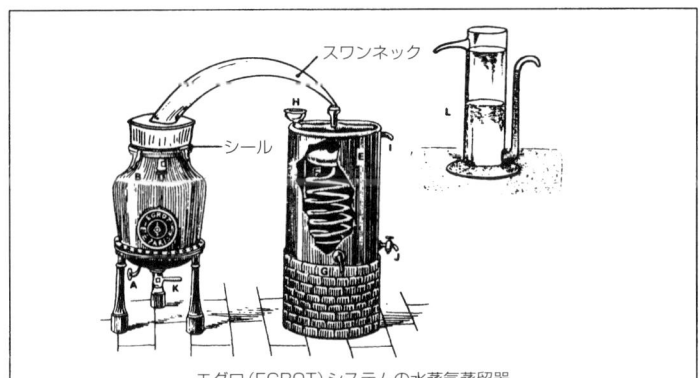

エグロ（EGROT）システムの水蒸気蒸留器
A. 蒸気入口　B. 植物を入れる亜鉛めっき製の蒸留釜　C. 亜鉛めっき銅製のふた
D. スワンネック　E. ブリキ製冷却器　F. 亜鉛めっき銅製の冷却コイル
G. 精油を含んだ水の出口　H. 漏斗　I. あふれた水の流し口　J. K. 排水口
L. 水と精油を分離させるフィレンツェ風の瓶

されたものです。さらに精油を容易に抽出する為、その産出を増加させる別の方法があります。しかしその方法は精油の品質に影響を及ぼすでしょう。例えば揮発性の物質を得るために溶剤を使って抽出する方法があります。この方法で抽出された精油は溶剤と混じり合っています。それらは蒸留、あるいは別の方法で分離されなければなりません。溶剤（ヘキサン、アセトン、メタノール、イソプロピルアルコールあるいは塩素を含む溶剤）は常にこの方法で作られた精油に残ります。"冷浸法"も同様です。脂肪分物質は物質から分離した精油を吸収させるために使用されます。脂肪分が含まれるこの方法で作られた精油は、化粧品、軟膏、クリームなどの原材料に使われています。溶剤を使って抽出された精油は治療目的あるいは、衛生目的には使用しません。精油を買うとき、特に収量の少ない植物の精油を買う場合は生産方法を製造元に聞いてみると良いでしょう（第7章：少量の精油しか取れない植物の問題点参照）。

精油の濃度

　芳香性植物のエネルギーは、精油内に高い濃度で蓄えられています。以下は 100 kg の新鮮な植物から蒸留され産出される精油の量です。

ローズ、バイオレット	3 〜 8 g
コモンメリッサ	10 〜 20 g
ベルガモット、ゼラニウム	100 〜 300 g
ワームウッド、マージョラム、ヒソップ、ナツメグ、マートル、パセリ、ガーデンセージ	300 〜 400 g
ジュニパーベリー、ローレル、パチュリー、真正ラベンダー、サッサフラス	1000 〜 1200 g
サイプレス、ユーカリ	2000 〜 3000 g

　高濃度であるがゆえに精油の特性を知っておくことが大切です。
- 精油は高価なものであり、使用の際は慎重に選ぶことが必要です。また、正しい方法で保管しなければなりません。
- 少量しか取れない精油は抽出のコストが非常に高くなります。
- その結果、品質の良い、特に有機栽培もしくは野生の植物から抽出された純粋な精油は、比較的高価なものになります。精油が低価格で売られている場合は混ぜ物が入っていると考えられます。残念ながらこちらのケースのほうが、市場に出回っている精油の中では一般的なのです。加えられた物質の種類によっては危険で健康を害する恐れのあるものもあります。従って、メーカーの含有成分の開示は消費者にとって非常に重要で欠かせない条件です。

- 高濃度のため、精油を使うときは必ず希釈しなければなりません。また高濃度であるがゆえのメリットもあります。精油はコンパクトで場所をとりません。持ち運びにも便利で簡単に使えます。目的によってブレンドして使うこともできます。光と熱を遠ざけ冷暗所で遮光瓶に入れて保存すれば、質の良いものであれば3〜5年もちます。

ケモタイプ

　混乱を避けるために、精油の名前は常に植物の科目の学名に由来しています。治療として用いるなかで、植物についてより正確な知識をもつと、何種かの植物は、同じ種類に属していながらも異なる化学成分が含まれていることがわかります。これらの違いは、「化学の類」を意味する「ケモタイプ」と呼ばれています。

　最も典型的な例は、タイムです。主要な7つのケモタイプが最近発見されました。それらは各植物の中に30〜90％の異なる物質を含んでいます。タイムは次の物質がそれぞれ支配するケモタイプです：シネオール、ゲラニオール、リナロール、テルピネオール、ツヤノール、チモール、カルバクロール。

　最後の2つ（チモール、カルバフロール）はチモールあるいはストロングタイム（チモールタイプの場合レッドタイム、カルバクロールタイプの場合はブラックタイムと呼ばれます）です。それらは主に地中海に近いチョークヒルの南側に育ちます。葉はグレーがかっていて、刺激のあるツンとした香りと味です。チモールタイプのタイムは急性感染症に非常に有効ですが同時に2つのデメリットがあります。

1. 皮膚に対してわずかですが腐食性の作用があり、長期間大量に用いると肝臓障害を引き起こす肝臓毒の危険性があ

ります。純粋なチモールベースのタイムは、直接皮膚に使用することはできません。これはフェノールを含んでいる全ての精油にあてはまります。特にセボリー、ワイルドマージョラム、クローブ、シナモン、ナツメグ、ローズマリーなどには注意が必要です。
2．内服で用いる場合、タイムチモールは定められた期間に少量で使用されなければなりません。そうでなければマイルドなタイムを選ばなければなりません。

　先に述べた最初の５つ（シネオール、ゲラニオール、リナロール、テレピネオール、ツヤノール）は"マイルドタイム"もしくは"イエロータイム"と呼ばれています。ゲラニオールがベースのタイム（レモンタイム）は、チモールベースのタイムとよく似た殺菌性があります。リナロールタイム（例えば"ペガサス"と呼ばれているタイプ）はよりマイルドでほのかな香りと味がします。スパニッシュシネオール、あるいはユーカリプトールタイムは毒性はありません。ローズマリー、マージョラム、ユーカリなどの植物もさまざまなケモタイプを持っています。しかしながらアロマセラピー初心者は、基本的に精油の中に含まれるフェノールの精油に占める割合を考えなければなりません。まずは、アロマセラピストが推薦した方法に従うのが無難です。
　多くの場合、植物の学名は植物の識別や正しい使用に役立ちます。バリエーションに富んだ、また、多くのケモタイプを含む芳香植物や精油でも効能の表示は似かよってきます。例えば、ユーカリ樹種に属する植物はいずれも抗ウィルス作用、去痰作用、そして、瘢痕形成作用を持ち合わせています。

消費者のための品質のよい精油の選び方

　"ピュア、ナチュラル"と呼ばれる精油は、ラベル表示にある植物からのみ抽出され、混ぜ物は入ってないということを意味しています。これはユーザーが知らなければならない必要最低条件です。希釈してあったり、100％合成香料の粗悪品が出回っているからです。"オーガニック"という用語は、その精油が農薬や化学肥料、除草剤などの化学合成成分を一切含んでいないという意味で、野生の植物から抽出された"オーガニック"の精油はより質の高い、最高のものといえます。質の高いものはアロマセラピーの治療に使われる精油に最適です。このような精油を得るためには、原料の植物を栽培する過程で多くの手作業が要求されるので、当然、値段は高価なものとなります。精油の"トータル"という記述は、精油を変化させずに全ての含有要素を含んだままの状態で、抽出する蒸留が行われたことを示しています。これは時として数時間にも及ぶ蒸留時間を要します。"食用の"あるいは"製薬のための"などの用語は、実際には不必要で前に述べた質の記述に何も補足したことにはなりません。結果として消費者は次の点に注意して精油を選択しなければなりません。

- 植物の学名、可能であればケモタイプの証明が明記されているか。
- 低圧の水蒸気蒸留によって抽出されたものか。
- 栽培方法("有機"、"野生由来"など)が明らかになっているか。

製造工場、研究所における品質管理

1. 感覚試験

- 黙視により精油に褐色を帯びた変色が認められた場合、それは古くなり酸化したものであると判断します。
- 各精油特有の芳香を嗅覚により確認する（あるいはその起源、ただし非常に鼻の効くスペシャリストで無いと難しい）。
- 各精油の風味も手がかりの一つとなるので、味覚で確認することもあります。低品質あるいは混ぜ物がされた粗悪な精油はしばしば好ましくない風味があり、それは時間とともに強烈になってきます。

2. 物理的試験

- エチルアルコールを使った可溶性のテストで粗悪な混ぜ物を検知することができます。テレビン油、テルペン、植物油、あるいは石油などを含んだ粗悪品はここでチェックされます。
- 精油の純度は施光度の計測によって決まります。
- 精油の比重は小数点以下の3桁の数字まで正確に計測されなければなりません。
- 屈折率は20℃の状態で小数点以下3桁の数字まで正確に計測されなくてはなりません。

3. 化学的分析

- 酸、エステルおよび水酸基に対する試験。
- フェノール、テルペン、ケトン、シネオールの内容を決定する試験は精油の内容成分表の基礎データになります。

4. 研究所での分析

- 分光測定法とスペクトログラフィーによって精油の含有成分を正確に表示します。
- 液体及びガスクロマトグラフィーと同様に薄い層（シンレイヤー）クロマトグラフィーも微量の含有成分を検知することができます。これらの分析で異物が加えられたかどうかは簡単に分かります。しかしながら、このような試験にかかる費用が比較的高価なのが問題点です。

5. ビンセントのバイオエレクトロニックメーターでの測定

ルイス・クロード・ビンセントの行った研究は非常に興味深いものです。彼のメソッドは、単に流動体の質及び性質の定義を可能にしただけでなく、人間の生物学的な環境、バランス、及び中毒（興奮）の度合い、そして生理学上の年齢などの興味深い情報を提供してくれます。これらの測定によって、全体的な健康状態を評価することができるのです。

1. ルイス・クロード・ビンセントは、アプローチの方法を次のように定義しました。
"バイオ・エレクトロニックの力で、個々の生きている有機体（生物）および無機物を、3つの要素；pH, rH2, および特定のレジスタンス（抵抗）によって正確に定義することができる"

これら3つの正確な値は生命の起源を司る水の特性（属性）に由来します。水の中に比率を変化させる分離した分子があり、それがアルカリ性か酸性かを決定します。pH要因（水素イオン濃度）は、H＋イオンの数を測定し、0〜14までの目盛の酸性度の溶解レベルを示します。7のpHというのは中性であることを示し、7未満のpHは酸性である

ことを意味します。質のよい精油は約5（最大5.8まで）のpHがあり、したがってわずかに酸性です。
2. rH_2要因（還元電位）は0～42の目盛の溶解電子伝達で計測されます。中性のポイントは28です。28未満のrH_2は還元作用があり陰性です。28以上のrH_2は酸化作用があり陽性です。ほとんどの精油は約15（最高で24）のrH_2を持っているので、還元作用があることになります。ペパーミント油などのように酸化作用がある例外もあります。
3. "r"要因（抵抗性）は溶解が表す電流の流動に対する抵抗を測ります。これらはオームで測られます。純粋であればあるほど電流に対抗する抵抗力は大きくなります。精油はハイレベルの抵抗性を備えています。これら"r"は数千のオームよりも巨大です。しかしながら、さまざまな分析から得られた結果が一致しないので、当面正確な数値は表示できないでしょう。

　蒸留して得られた新鮮な精油については、上に述べた3つの測定で、それらの質が確かであるか、あるいは変化していたり混ぜ物がされて品質が落ちているかを一貫して知ることができます。研究は、精油が農薬や化学肥料を使った栽培なのか、または、有機栽培で育った芳香性植物から取られているかを証明できるところまで測定できるよう、磨きをかけるため現在も進行中です。これらの測定が明らかにする、医療用に使用される精油の重要性について付け加えましょう。精油のpHはそれらの殺菌性を明らかにします。酸性度は無菌の環境を築くことを促しますが、アルカリ性のpHは微生物の成長を促します。さらに、ある程度のレベルの酸性度はビタミンが活発になるために必要です。そしてそれは血液のrH値（通常約22であるべきである）を減らすことを助けます。もしも血液のrH_2が28（中性ポイント）に達すると、もはやそれは酸素を

しっかり留めることができません。この状態は血栓症や喘息のリスクを高めます。精油の還元能力は、私たちの身体がウイルスや、退化的な病気と戦う力になります。また、精油の持つ特に高い抵抗性の、伝染病や中毒に対する影響は興味深いものです。

精油の危険性と毒性

濃縮された精油はそのまま使用してはいけません。使用する前に必ず希釈し、用量を守らなければなりません。

「毒のないものはない、すべてのものが有害である。服用量だけがあなたを守る」（パラケルスス）

適切な投薬は個人の、特に敏感な人を考慮に入れた平均服用量に由来します。たとえどんなに良い物でも大量に、あるいは間違ったタイミングで使われれば有害なものに成り得るのです。例をあげてみると、食間に取る少量のハチミツはとても良い効果をもたらすが、食事をとりすぎた後ハチミツを取るとそれは消化の邪魔をするだけでなく、わずらわしい発酵作用を引き起こします。アロマセラピーは適切な方法で行われて初めて、危険のない著しい効果を発揮するナチュラルヒーリング法と成り得るのです。アロマセラピストは軽い症状の場合正確に用量を調整し、同様に重い症状には迅速で効果的な介入が要求されます。不適切に使用された時、アロマセラピーは好ましくない、さらに危険なことにもなり得ます。バルネ博士は、以下のように記しています。

「有効な治療は、その影響力と同じように時として有害にも成り得る」

このようなことから私たちは、単純に"自然のものは良いも

の、化学物質のものは悪いもの"といった一般の枠にとらわれるべきではありません。有害な植物もあれば有用な薬剤製品もあるのです。非常に大量な服用量、あるいは長期間の使用によりある精油は有害に成り得ます。これらは主としてケトン類(カンファーを含むワームウッド、ヒソップ、コモンセージ、ツーヤ、アニス、フェンネル、キャラウェイ、ローズマリーそしてミントなど)です。これらは神経障害、けいれん(特に敏感な人に)を引き起こす可能性があり、さらにそれらの傾向のある人に対してのトリガー(引き金)になるかもしれません。しかしながら多くの医者の報告を見ると、副作用は過度な服用量と長期にわたる使用(数ヶ月あるいは1年)によって引き起こされています。さらにほとんどの場合、人々は神経障害にかかりやすくなっています。問題のあった精油の質は、多くの場合において非常に曖昧であることがわかりました。勧められた服用量を守り、注意して結果を見てみると、精油によって引き起こされるダメージはありません。

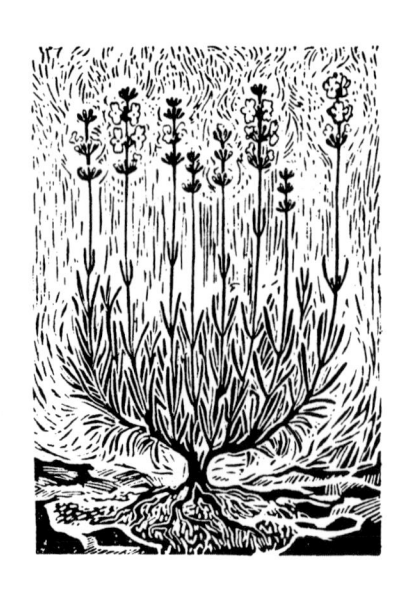

水蒸気蒸留法の技術

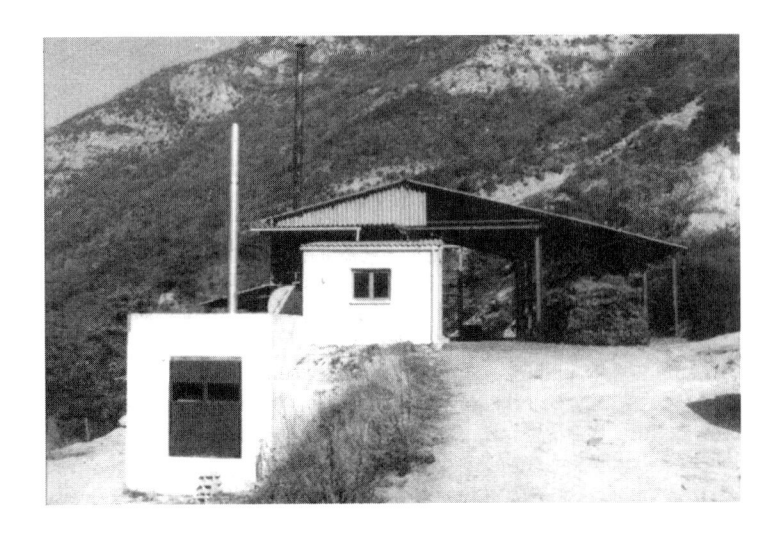

　これはサノフロールの蒸留所の写真です。この現代的な蒸留器は、完全にさびる心配のないスチールで作られていて、ヨーロッパおよび世界中で何年も研究されてきたものです。この研究から、伝統的な蒸留の知識が受け継がれ、現代の技術の科学的な知識が結びついて原型が出現しました。それはさまざまなことに対し応用できる蒸留設備です。100種類を超える異なるタイプの芳香性植物、木、果実の蒸留に対応しています。

　このプロセスでは低圧の中で蒸気に変わるスプリングウォーターを使い、さまざまな方向から、蒸留される植物を通りぬける指示がなされます。

　主要な3つの方法はしたがって同じ装置で行うことができます。一方で、最良の質、最大限の精油の産出のために最良な方法を選ぶことも可能です。化学的有効性のある研究や比較が一方で行われます。

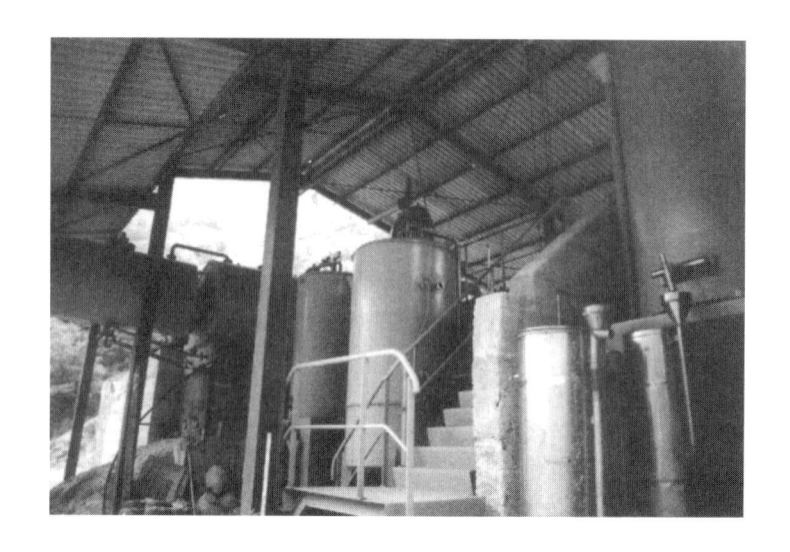

a) 古典的な方法

蒸気は下からコンテナ（蒸留器）に入り、植物を通って上に昇っていきます。"ヘッドピース"もしくは"スワンネック"と呼ばれるところを通り、上に残ります。これらの名前はその形から、従来の蒸留装置の中の冷却コイルに蒸気を向けるふたにちなんでつけられたものです。この方法は蒸気が空気中で上昇するという古代の観察から発展しました。植物と一緒ではこの方法は同じように作用しないという事実により、第2の方法の研究が生まれました。

b) ハイドロディフュージョン

スイスで特許の出願にちなんで命名されたこの技術は、蒸気の流れの方向に回転し、コンテナの上から下まで植物が通りぬけることを可能にします。ある種の植物から産出される精油は増加し、重い部分を含んだ完全な精油の抽出も促進されます。古典的方法よりもさらに低い圧力で行われるので、エネルギーの使用に対してより経済的です。この技術は、蒸気は植物に接した時、少し冷え、より厚い「小滴」になり植物の水溶性

の特性を受けることに基づいています。それは重力の法則に従っています。

c）コホベーション

　この方法は錬金術師およびパラケルススの錬金術のこつによって適用されました。イドロラ（芳香性のフローラルウォーター）が精油から分かれたときエッセンスボトルに残り、それはまた使うことができます。それをもう一度気化させ、古典的な方法あるいはハイドロディフュージョン法で2回も3回も植物に通すのです。イドロラはその繰り返しによって水溶性の特性を受け、そのプロセスで極度の濃度になります。エッセンスボトルの通行の中で一緒に運ばれた上層部の精油を抽出します。この方法では、メドウスウィート、セントジョンズワート、メリッサといった蒸留では産出されないが、最低限の精油を含んでいる芳香性植物からの精油の抽出に利用されます。コホベーション法でも1 kgの精油を抽出するためには7トンもの新鮮な原料が必要です。このことから、ある種の貴重な治療用の植物から得られる精油が高価なものであり、メリッサにおいては

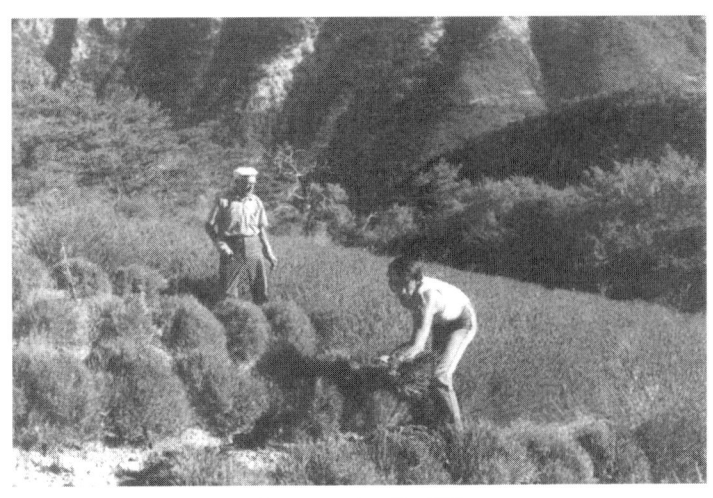

サノフロール蒸留所付近の畑でのラベンダー収穫

「世紀の薬草」と称されていることが分かります。
　蒸留して得る植物の必要条件によって、スプリングウォーターから3つの異なる蒸留釜で蒸気が作られます。

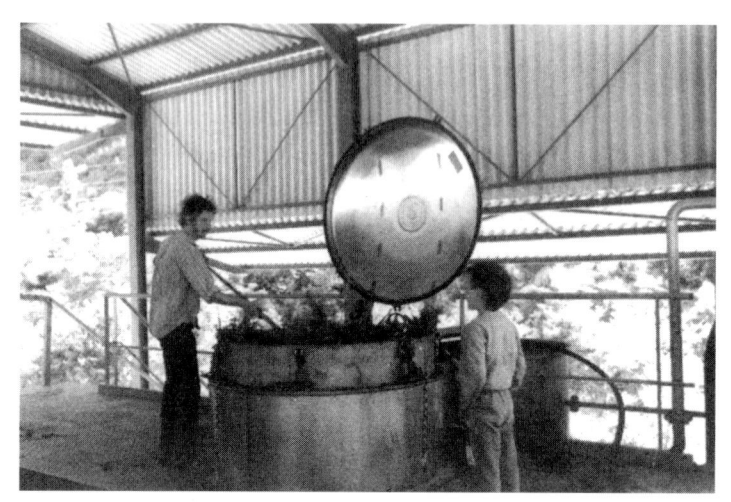

著者ロドルフ・バルツが中型の容積の蒸留器にレモンバームを満たしたところ

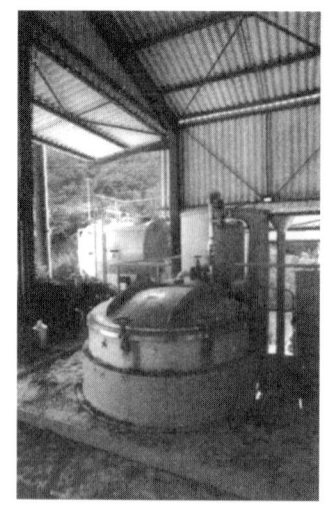

植物はプレスされ8つの通気孔のあるコンテナ (5,000リットル) に密閉されます。

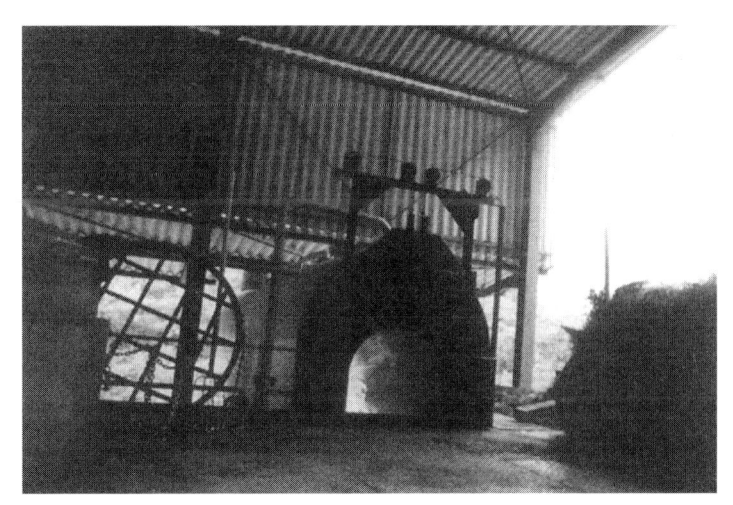

蒸気釜はわらや木といった植物ベースのものを燃料にします。蒸留のための十分な蒸気が作られるために約2時間の熱を加えることが必要です。

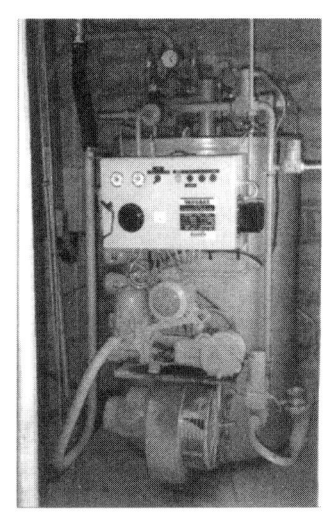

小さなガス蒸気釜は瞬時に蒸気を発生できます。

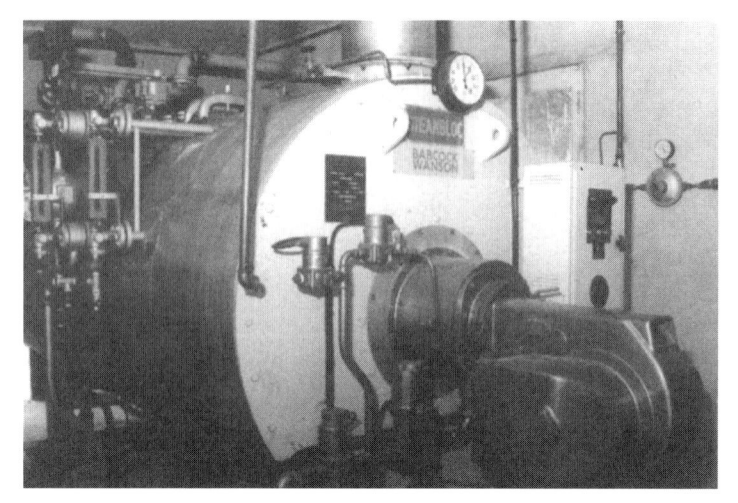

大きなガス蒸留釜は長い時間をかけて大量の原料を処理します（例えばパセリシードの蒸留時間は約 25 時間です）。

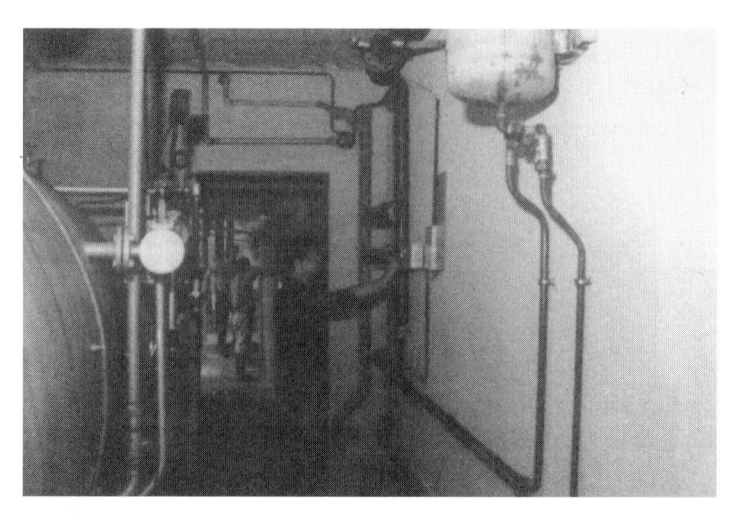

蒸気釜とその設備装置は圧力、量、温度、湿度の程度をコントロールします。

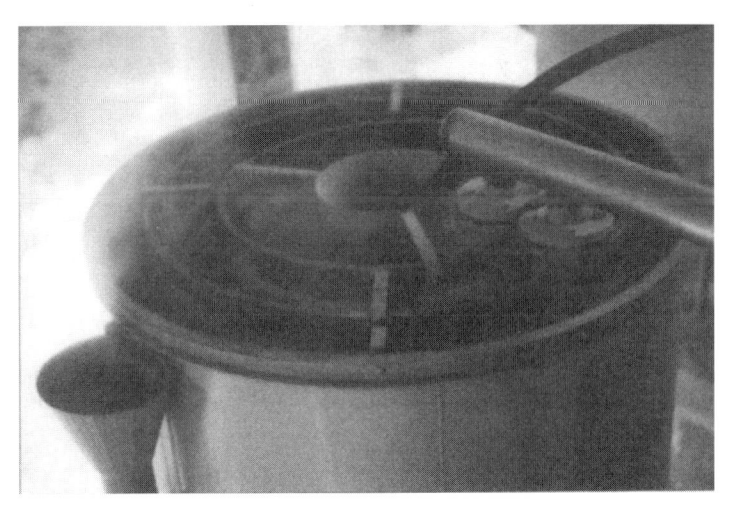

蒸気は植物を通って流れ、コンテナの出口で2重、3重の冷却コイルによって冷やされ、凝縮し冷却釜に送られます。

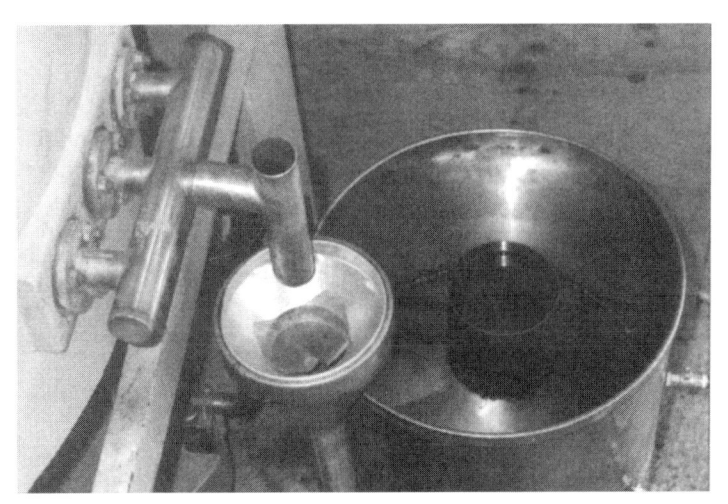

冷却釜の下のエッセンスボトルで、精油と蒸気から構成されたものを受け取ります。これによって、水溶性の部分はフローラルウォーターやイドロラになります。

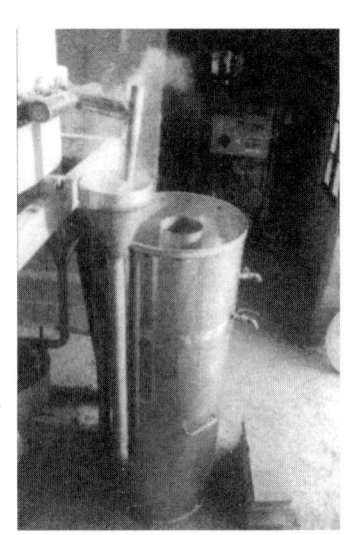

精油は凝縮液の最も軽い成分です。それはほとんどの植物の場合イドロラの上に浮かび徐々に堆積し、エッセンスボトルの上部の端で別々に集められます。香辛料のクローブのように水より重い精油もあります。

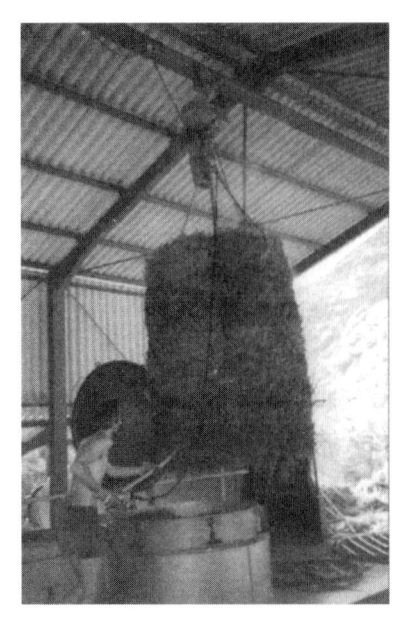

蒸留して得た植物"残さい"を入れたかごは、蒸留コンテナから取り除かれます。

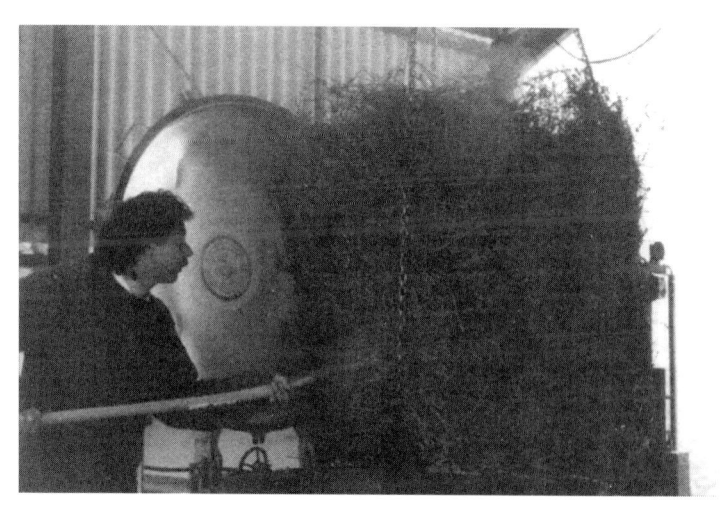

サノフロール社の信頼できる管理者フランクは、蒸留して得た植物からの残留物をたい肥にするか、もう一度蒸留すべきかを判断します。

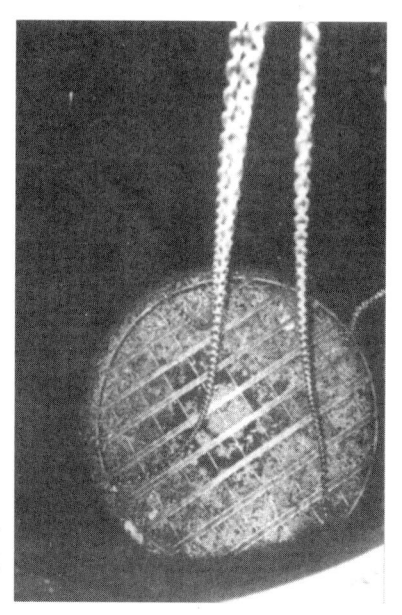

空のかご、また格子は次の荷を拾い上げるために蒸留コンテナの底へと下ろされます。

第3章 精油の特性とその効果

大規模な蒸留器をモデルに1：100の比率で構築された実験の蒸留装置は3つの方法を全て使用してテスト蒸留を行います。この方法では、新しい精油の開発、あるいは最良の精油を得るために、収穫期間をいつにしたらよいか、についての研究等が行われます。サノフロール社の管理者エリックは蒸留前に最後のセッティングの調整をします。この数百グラムの植物を蒸留できるトライアル装置は、医学研究所のガラス蒸留部品を使用して完成しました。

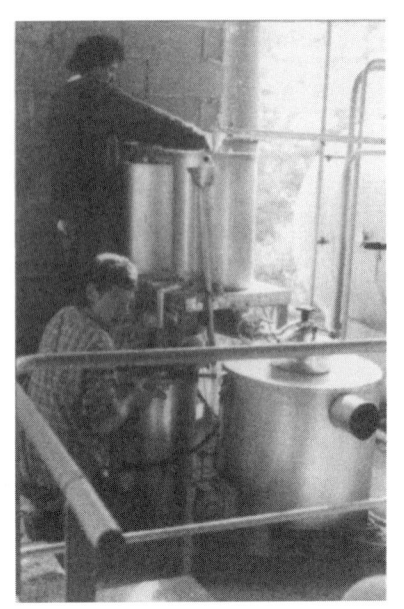

化学的、医学的な精油の作用

　現代のアロマセラピー、特にそれに携わる医者や研究者は2つの矛盾した行動を展開しています。しかし実際にそれらは相互を補足しあっていると言えます。

　分析的な動きとしては、さまざまな生物化学の構成要素に基づく精油の主要な有効性を実証し、化学的な族によって効力や構造の関係を特定します。C9およびC10構造を備えた水素グループ（水素、酸素あるいはOHグループ）では、例えば芳香性のフェノールのメカニズムが感染に抵抗する強い動因であることが分析によって証明されています。それは、ケモタイプやある精油の量や質を支配している分子の関係に基づく、より正確なデータに結びつきました。多くの大学教授、特にP・フ

ランコムやドクターペノエルらによって化学的な族を正確に分析し、試験管テストを通じて各分子の特性は詳細に表されました。

　総合的には試験管テスト"in vitro"、あるいはしばしば生きているものの臨床 "in vivo" の結果分析の発見に起因して進行します。例えば1：1,000,000の規模の濃度の分離されたチモールは膀胱炎を治すことができませんが、完全な精油なら成功します。純粋なユーカリプトル分子は呼吸器官系疾患に作用しませんが、ユーカリグロブルスで作られた精油は完全な治療を促進します。
　これはアロマトグラム（患者のおかれた体内環境や免疫システムと精油の選択との結びつきの重要性を強調した）の結果に、研究の一部を基づかせているバルネ、ラプラーズ、デュラフルフ、ブレシュといった医師によって主張されています。

　これら両方については、人間に必要なホリスティックなアプローチを考慮に入れて、健康のための貴重な治療法として精油を使うというような平均的な考え方 "ミドルウェイ" で理解できます。
　精油を詳しく知ることは有用です。精油の中の化学成分を知ることは精油を選ぶ際重要になってきます。ケモタイプに応じた精油の知識は治療の有効性には明確な結果をもたらします。次のセクションは精油が構成される最も重要な化学の族の要約です。

精油の主な成分──生化学成分と治療の効力

　精油の中に含まれる有効成分は、一般式 $C_{10}H_{16}$ とその誘導体をともなうテルペン炭化水素で、酸化によって生じます。強い酸化作用によって、テルペノイドが生じます。

1. テルペン、テルペン炭化水素、あるいはセスキテルペン族

　多くの精油に共通する成分です。酸素と水素から成り、長い酸素の連鎖（モノテルペンC_{10}＋10）に続いて主に二種類のグループがあります。

テルペンの種類：ピネン、カンファン、フェランドレン、リモネン、シルビストレン、テルピノレン、ミルセン、フェンゴン等。

これらの成分を多く含む植物：多くの針葉樹、特定のセリ科植物と柑橘系果実。サイプレス、ファー、パイン、ユーカリ、コリアンダー、レモン、クミン、キャロット、ローズマリー、ティートリー。

効果と治療法：一般的な強化作用と刺激作用、空気の殺菌作用（針葉樹の森ではごく自然に常にテルペンが散布され、空気を浄化しています）。リモネンはシトラール成分による肌の炎症を抑える効果があります（そのため、本来のレモン精油はテルペンを含まない合成されたレモン精油とくらべ、皮膚刺激は4分の1しかありません）。ホルモンに似た性質があり、特定の針葉樹とその樹脂油、例えばヨーロッパアカマツとクロトウヒは、下垂体腺と副腎皮質の間の連絡部分に刺激を与える効果があります。

副作用：適量を超えると炎症をひきおこし、肌に刺激を与えます。肌に刺激があった場合は、植物オイルを使うとすぐに緩和されます。松やジュニパーの枝からなる精油は、腎臓に炎症を起こさせます。この種の精油は、治療の一部として短期間だ

け内服するか、摂取量を少なくするべきです。

特記：テルペン類は、精油の炭素構造を構成しています。この分子は飽和、不飽和、又は多価不飽和することがあり、だいたいは構造の中で入り組んでいます。自然に結晶化することはありませんが、炭化水素として酸化することによって重合します。そのため、空気や日光や熱から守ることが重要です。テルペン類は簡単にイオン化して塩基性になります。電子が転位すると、電子雲が炭素分子とひきつけられて、結果的に表面が電気によって塩基化します。

2. セスキテルペン C_{15}-H_{25}、ジテルペン C_{20} とトリテルペン

この種類はとてもまれな成分です。

テルペンの種類：カジネン、セリネン、β カリオフィレン、フムレン、セドレン、カマズレン、ファルネセン、プベルレン、ゲルマクレン、グアイエンなど。

これらの成分を多く含む植物：カヤツリグサ、セロリ、クローブ、ジュニパー、シダー、カモミール、ヤロウ、ホップ、オレガノ。

効果と治療法：一般的な強化作用と刺激作用、空気の殺菌作用。カマズレン、プベルレン、ゲルマクレンのような多価不飽和のセスキテルペンが免疫システムに作用して、抗炎症効果もあります。グリーンサイプレスのテルペンは、抗炎症効果によってγ-グロブリンとd-α グロブリンの量を減少させます。

副作用：適量を越えると炎症を起こします。

特記：外用として皮膚に塗る場合は、植物オイルに精油を20パーセント混ぜたものを背骨にそってマッサージしながらすりこみます。

3. 芳香フェノール族

テルペンの種類：カルバクロール、オイゲノール、チモール、グアヤコール。

これらの成分を多く含む植物：フェノールを多く含む精油。オレガノ(ハナハッカ)、タイム、クローブ、シナモン、グアイヤック、セイボリー等。フェノールの含有量が少ない精油は、ローズマリー、ミント、アニス、フェンネル、ディル、サッサフラス。

効果と治療法：消毒作用、抗感染作用、制菌作用。殺菌効果に強いため、フェノール類は殺菌効果をうながす代表的な精油です。病原菌(バクテリア、ウイルス、菌類)に直接作用して、無害なものに変化させます。免疫システムを刺激し、$α$-グロブリンをかなり増やす効果があります。フェノール類の刺激をうながす特性は、高熱や極度な緊張といった、非常に興奮した状態を引き起こします。一般的には神経系、循環器系、肝臓や消化器などに効果があります。

副作用：過剰摂取すると皮膚が炎症を起こし、肝臓に毒性をもたらします。幅広い病原菌に作用するこの種の精油を効果的に使用するには、的確な分量を摂取することと予防策が必要です。

特記：内服する場合、正確な分量に希薄したものを短期間(1〜3週間)摂取するか、長期間にわたって使用する場合は摂取量を減らします。外用する場合は植物油で、約5パーセントに希釈します。その際、粘膜と目の周りの使用は避けてください。

4. 芳香アルコール族

テルペンの種類：テルピネオール、シトロネロール、セドロールなど。

モノテルペン・アルコール類は、ボルネオール、メントール、リナロール、ゲラニオール、ネロールなど。

ジテルペン・アルコール類は、サルビオル、スクラレオールなど。

セスキテルペン・アルコール類は、キャロトール、サンタロール、ビリディフロロールなど。

これらの成分を多く含む植物：レモングラス、レモン、マージョラム、ライム、ラベンダー、オレンジ、ローズマリー、ラバンサラ、ミント、ローズゼラニウム、セージ、マスカット・セージ、キャロット、サンダルウッド、メラルーカなど。

効果と治療法：一般的な刺激効果、免疫耐性への刺激、制菌作用、殺菌作用、バランス作用。全体治療における固有の効果としては、ホルモンの調整作用があります。ビリディフロロールはエストロゲンに似た効果があり、静脈を強化します。

副作用：鎮静作用があり、内用、外用ともに毒性はありません。

特記：この種のアルコールは、通常の摂取量ならば毒性はありません。マウス実験では、タイムを体重1kgあたり1ml、ツーヤオイルを4種類のケモタイプすべて投与し、14日後も死亡したマウスはゼロでした。この種類は驚くほど多様な効力があり、有効な治療薬として子供から大人まで使用できます。

5. 芳香酸化族（オキサイド）

フェノール・メチル・エーテル化合物から発生した種類です。

テルペンの種類：1.8シネオール（精油のなかではたびたび酸化物が発生する）、リナロール酸化物、メントフラン、アスカリドル、ビサボル酸化物、ピペリトン酸化物、サフロール。

これらの成分を多く含む植物：ユーカリ、ミント、カルダモン、スパイクラベンダー、ニアウリ、カユプテ、ローズマリー、ラベンダーリーフ・ガーデンセージ。

効果と治療法：呼吸器強化作用、去痰、鎮静作用。アレルギーと喘息に効果があるのはリナロール酸化物（ヒソップ、イヌラグラビアレン）で、鎮痙作用、鎮痛作用、骨と関節への効果、殺寄生虫効果（シラミ）、殺菌作用（ボルドー）があります。

副作用：外用に効果的です。内用として過剰摂取すると炎症を

起こし、知覚麻痺になることもあります。
特記：サフロールは、人間に発癌作用を引き起こすとの疑いがあり、スイスでは販売が禁止されています。毒性があり、ネズミの肝臓に突然変異（癌腫瘍）を起こします。これはヒドロクスメタボライトとエポキシサフロールが結合するからです。しかし人間には、この発癌現象は起こらないことが明らかになっています。実際に、人間の肝酵素はエポキシサフロールの発生を防ぐ構造になっていて、この物質をジヒドロキシサフロールに、そしてトライヒドリキシサフロールに変化させるため、フランコムとペノエルの説によると、この成分は突然変異の原因にはならない、とされています。

6. 芳香エーテル族

テルペンの種類：メチル・カビコール、サリチル酸メチル、メチル桂皮酸塩、メチル・オイゲノール、トランスアネトール、メチル・エーテル（ミルテノカルバクロール、チモール）。
これらの成分を多く含む植物：バジル、タラゴン、ウィンターグリーン、サイプレス、アニス・ラバンサラ、クローブ、ベイローレル。
効果と治療法：均衡作用、鎮痙作用、鎮静作用、不安と鬱の状態に効果があります。
副作用：外用に効果的です。内用に過剰摂取すると炎症や感覚麻痺をおこす可能性があります。

7. テルペンエステル族と無テルペンエステル族

エステルは精油内のアルコールを越えることがあります。これらは電気陰性物質で、陽性電荷の電流を生み出します。
テルペンの種類：酢酸リナリル、酢酸ボルニル、酢酸メチル、酢酸桂皮、酢酸テルペニル、酢酸ニリル、酢酸マーテニル、酢酸メンチル、酢酸ユージニル。

これらの成分を多く含む植物：ラベンダー、ベルガモット、ローズマリー、パイン、シナモン、ユーカリ、サイプレス、バーチ、サッサフラス、ヘリクリサム、マートル、ペパーミント、クローブ。
効果と治療法：気持ちを落ち着かせる効果、均衡作用、鎮痙作用、筋肉と神経系の鎮痛効果、抗炎症作用があります。
副作用：毒性はありません。
特記：この種のエステルの場合、3種類（嗅神経を通す、皮膚に塗る、口から入れる）の方法を併用するとよいでしょう。

8. 芳香テルペンアルデヒド族

テルペンの種類：ベンズアルデヒド、クミンアルデヒド、アニスアルデヒド、桂皮アルデヒド、シトロール、シトロネロール、バニリン、マーテノル、ネラール、シトラール。
これらの成分を多く含む植物：ベイローレル、パチュリ、クミン、アニス、ローズマリー、シナモン、レモン、レモングラス、メリッサ、バニラ、バーベナ、ベンゾイン、フェンネル、キャットミント、ベルガモット、シトロネラグラス、ユーカリシトリオドラ。
効果と治療法：鎮静作用、局部的な抗炎症作用、空気の殺菌、免疫系への作用、結石（膀胱や胆石）の溶解、抗ウィルス（ヘルペス）効果、アロマティックアルデヒド（特に桂皮アルデヒド）は感染症にかなりの効果があります。
副作用：毒性はありませんが、セイロンシナモンの皮からでる桂皮アルデヒドによって、涙や咳を誘発し、粘膜や皮膚の炎症を引き起こすことがあります。
特記：シトラレンとシナモンを含む精油を内用するときは、正しい量を摂取することで危険性は避けられます。

9. 芳香ケトン族（ケトオキサイド効果）

　アスレン化合物は水素と炭素を結びつけます。ケトンにはタイプがいくつかあり、単式とジケトン、テルペンケトン、環式と

アクリル酸ケトンがあります。
テルペンの種類：カルボン、ツヨン、カンフォン、ベルベノン、クリプトン、ピノカンファン、ボルネオン、フェンコン。
これらの成分を多く含む植物：ディル、キャラウェイ、ミント、ツヤ、薬用セージ、ユーカリ、ジャパニーズカンファー、シナモン、バーベナ、ローズマリー、ヒソップ、ホワイトファー、ヘリクリサム、マグワート、アルタミジア、ラベンダー。
効果と治療法：去痰、多少の麻酔効果、皮膚や粘膜の傷の治療、抗出血作用、抗ウィルス、殺菌作用、寄生虫防止（虫下し）作用があります。
副作用：過剰に摂取すると神経組織に毒性をもたらし、癲癇（てんかん）のような症状がでます。そして月経を誘発し、流産の危険をともないます。
特記：原液の精油1〜2滴程度の少ない摂取量ならば一般的に効果があり、特に神経系に効きます。長期間にわたって多量に摂取すると逆効果です。子供や妊婦の場合は、皮膚に塗るか、空気を通して使用するのがよいでしょう。

10. テルペンを含んだ芳香脂肪酸

酸類は酸化が進んだ物質で、比較的に水に溶けやすく、エステルの化成とともにアルコールに反応します。樹脂油以外は、一般的に少量しかありませんが、強い効力があります。
テルペンの種類：安息香酸、クミン酸、酢酸フェニル酸、サリチル酸、ゲラニオール酸、イソバレリアン酸、ラウリン酸、ミリスティック酸、カンフォ酸、シトロネロール酸。
これらの成分を多く含む植物：イランイラン、ネロリ、クミン、バーチ、ウィンターグリーン、ローズゼラニウム、スパイリア、バレリアン、ローレル、ナツメグ、ジュニパーなど。
効果と治療法：鎮静作用、抗炎症作用、血圧を下げる作用、体温を下げる作用、細胞の成長に刺激を与える効果があります。

副作用：毒性はありません。
特記：この酸性類は比較的水に溶けやすいので、芳香蒸留水ではかなりの分量が再発します。

11. セスキテルペン-ラクトン族

　精油の中には微量しか含まれていません（0～3パーセント）。
テルペンの種類：ヘレニン、α-サントニン、イリドン。
効果と治療法：去痰、抗感染作用、虫下し、肝臓への刺激、鎮痙作用、抗炎症作用、止血効果、体温を下げる効果があります。
副作用：適量、あるいは多量に摂取しても神経に毒性を与えます。皮膚に塗るとアレルギー反応を起こします。
特記：ラクトンは精油の中にはほとんど含まれていないため、正しく希釈して調合したものを適量摂取すれば、この酸性物質は存在しないか、影響力はほとんどありません。外用する場合は正しく希釈してください。

12. クマリン族

テルペンの種類：アンゼリシン、ベルガプテン、キサチル基、ライムテン、ビスナディン、ヘルニアリン、スコポレチン。
この成分を多く含む植物：アンゼリカ、ベルガモット、レモン、マグワート、パセリ、ラベンダー、メリッサなど。
効果と治療法：止血効果、鎮静作用、反射的炎症を抑える作用、鎮痙作用、血圧を下げる効果、体温を下げる効果があります。
副作用：皮膚に塗布すると感光します。
特記：フロクマリンとピロクマリンに感光作用があり、外用あるいは内用した人が数時間日光を浴びると赤い斑点ができます。その際に発汗していると感光の度合いが強くなります。

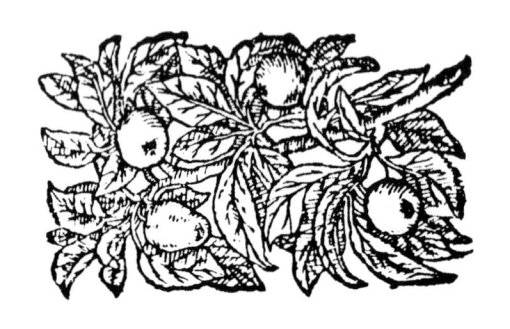

「あなたのからだは、あなたの食べたものであり、
あなたの心・意識・霊魂であり、あなたの思いからできている。」
〔エッセネ派福音書第一巻〕

第4章
一般的な精油の特性

精油の消毒作用の例

　精油の持つ多くの特性についての詳細な情報をここで全て述べることは困難です。

　そのためここでは、主にジャン・バルネ博士のアロマセラピーの本に沿って、精油の驚くべき防腐作用、殺菌作用の特性についていくつかを紹介してみたいと思います。

- シナモンの精油は1：300の稀釈液で発疹チフス病原菌を殺します。
- カモミールの精油はその内容成分の1つに相当な細菌発育を阻止する作用があります。アズレンは、1：2000の希釈度で、猩紅熱や急性リウマチを引き起こす黄色ブドウ球菌やベータ溶血性連鎖球菌に効果的です。感染した傷は1：17,000（1：18,000まで）の稀釈液を使用して治癒しました。
- レモンの精油も著しい作用があります。モレルとロシェの研究は、レモン精油の蒸気が髄膜炎菌、発疹チフス病原菌、肺炎双球菌、黄色ブドウ球菌およびベータ溶血性の連鎖球菌を5分以内で、ジフテリア病原菌を20分以内で無毒化することを証明しました。牡蛎の上に垂らした数滴のレモン汁が15分以内で牡蛎の細菌を除去しました。（C. リシェ）

上記の実験に関して、精油の防腐作用、殺菌作用は「生体内」と「生体外」では異なり「生体内」の方が影響力があることが注目されます。カヴェルの実験は、汚水浄化槽からの汚染された水を使ったブイヨン1リットルで、微生物の細菌の成長を阻止するために1立方センチメートル当たり必要とされる精油の最小量を測定しました。

　タイム精油 0.7 ml
　オリガナム精油 1.0 ml
　バーベナ精油 1.6 ml
　チャイニーズ シナモン精油 1.7 ml
　ローズ精油 1.8 ml

　同じ結果を得る為にはフェノール（一般的な病院の消毒剤）の 5.6 ml が必要とされます。しかし、フェノールは多くの精油との比較のテスト中の第 25 番目に位置しています。
　空気中の細菌を殺すために、グリフォン教授はさまざまな精油の混合液を部屋にスプレーするという実験を行いました。空気中の細菌の発育状況をスプレー前とスプレー後に調べたところ、スプレー前は 210 の細菌が検出され、そのうち 12 はカビ、8 はブドウ球菌でした。30 分以内に、精油は 8 つの細菌のみを残し、カビ、ブドウ球菌を全て破壊したのです。病院の病室や職場、生活空間での予防の為に精油スプレーを使用できる事が、実験によって実証されました。この結果は、森林では 1 平方メートル当たりたった 4 〜 5 の細菌が存在しているのに対して、都会のアパートでは 1 平方メートル当たり約 20,000、デパートにおいては 1 平方メートル当たり数百万という細菌が存在するという事実と照らし合わせると、非常に興味深いものです。職場の机で 1 平方メートル当たり約 500 万、および人の出入りの多い場所のカーペットで、1 平方メートル当たり約 900 万

以上の細菌が存在していました。

精油の一般的な特性の概要

精油は、発達のピーク時にある芳香性植物の、最も複雑な物質が統合されたものです。精油は、医療で使うことのできる多くの物質を含んでいるので、治療の適用範囲も広くなります。精油の特性の概要は以下の通りです。このリストは、今後のより進んだ研究および新しい適用の結果によって、更に膨らみ完全なものになっていくでしょう。

1. 物理的な作用

精油は高い振動性があり、広く拡散し浸透します。それらは波長を変える電磁気の放射線を放出し、器官および神経系で生じる振動性の欠乏を平衡させることができます(ラヴィーユおよびラコウスキーの研究参照)。

2. 免疫系の消毒作用、強壮作用

- 防腐作用(微生物の成長を抑制し殺す)。
  推薦する精油：大部分の精油。
- 細菌発育防止、殺菌作用(バクテリアが広がるのを抑制し殺す)。
  推薦する精油： 大部分の精油。
- 抗生物質様作用。
  推薦する精油：特にイチイ、バードック、サイプレス、ハニーサックル、セージ、ラベンダー、ローズマリー、パセリ。
- 抗ウイルス真正作用性です。帯状疱疹、疱疹、インフルエンザおよび風邪を引き起こすウイルスには次の精油が効果的です。
  推薦する精油：特にレモン、パイン。

- 殺菌作用（菌類とカビの発育を抑制し破壊する）。
  推薦する精油：特にシダー、ローレル、真正ラベンダー、セボリー、マスタード、タイム、ティートリー。
- 傷治療（やけどなど）。
  推薦する精油：特にカモミール、レモン、ユーカリ、ゼラニウム、真正ラベンダー、ミルラ、ニアウリ、ローズマリー、セージ。

3. 平衡機能の促進作用、刺激作用

- 特に排泄物の除去をになう器官 - 皮膚、腎臓、肺、腸、肝臓、および膵臓を刺激することによる解毒作用、抗毒作用。このような浄化の性質はリウマチや胆石にも有用で、また血液の浄化を促します。
  推薦する精油：ガーリック、レモン、カモミール、サイプレス、ユーカリ、ジュニパー、オリガナム、ローズマリー、セージ、タイム、ビーチパインなどを含む多数。
- 血管への作用：いくつかの精油は血管の壁を強くし、栄養、酸素の流れ、排泄を促し、静脈および毛細血管内での血液循環を刺激します。
  推薦する精油：特にガーリック、アニス、チャイニーズアニス、バーチ、シナモン、キャラウェイ、キャロット、セロリ、レモン、サイプレス、ミント、ナツメグ、ネロリ、オニオン、オリガナム、ローズマリー、セージ、タイム。
- 心臓を正常化する作用（低血圧と高血圧）。
  推薦する精油：「セラピューティックインデックス」を参照。
- 消化作用：精油は腸の働きを促進し、肝臓および胆嚢の機能を刺激し抗鼓腸の作用があります。
  推薦する精油：特にガーリック、オニオン、アニス、キャロット、レモン、フェンネル、ジュニパー、ローズマリー、タイム。
- 細胞にビタミン、微量要素、希少形成物質を与えることによって新陳代謝および細胞再生を促進する触媒作用。

推薦する精油：特にキャロット、レモン、セージ。
- 細胞を保護し白血球（体内に入り込む病原性の物質を遮り破壊する白血球）の生産を助長することにより、身体の防御メカニズムを刺激する作用。
推薦する精油：特にカモミール、レモン、タイム。

4. 特に新陳代謝および全ての生活機能が依存する神経内分泌腺を正常化することによる強壮作用、調和作用

- 鼻、舌および皮膚の中の神経終結を通って神経系を管理するバイオエネジェティック作用。
- 交感神経系、副交感神経系への刺激や鎮静によって自律神経系の均衡を保つ作用。
推薦する精油：セラピューティックインデックスを参照。
- 安定的な植物ホルモンの力を借りて、内分泌腺のシステムの均衡を保つ作用。「不足した腺の代わりにはならないが、それらを強くします。これは刺激的生理学の治療です」（バルネ博士）。

必要に応じてこの治療は腺の働きを刺激したり鎮静することができ、ホルモンのバランスを促進することができます。
推薦する精油：セラピューティックインデックスを参照。
- 様々な刺激作用、平衡作用の活性化の結果としての抗退化作用。腫瘍やガンに対する効力の研究の結果、有用なことが分かりました。
推薦する精油：特にボックスウッド、カルダモン、サイプレス、ハニーサックル、タラゴン、ジュニパー、ロベージ、ペニーロイヤル、ミント、ネロリ、パセリ、バルサムファー、ローズ、ワイルドタイム、セージ。

5. 心身相関の効力と中枢神経への作用

　この分野における研究は困難をきわめます。しかしながら臨床実験と日常生活においてある種の精油（マンダリン、カモミール、タイム、セージ、オレンジ、レモングラス、ネロリ、マージョラム、バジル、タラゴン、メリッサ、真正ラベンダーなど）を使用することによって、私たちの機嫌や、肉体的、精神的な安定に影響するのです。これらの精油には不安、不眠症、鬱、弱さ、に対して鎮静作用があり、動揺、ストレス、神経質などを緩和させる効果があります。いくつかの精油は知的・精神的な能力を刺激し、神的な領域でより高い意識を呼び起こすため使用されます。このため古代、ネクタルとアンブロシアは神々の食物とみなされていました。そして今日においても、東洋において僧がサンダルウッドを第三の目にこすりつけるといった習慣が残っています。

　近来、2つの方向性を持つ医学の発展がありました。50年前、ほとんどの治療が「ナチュラル」でしたが、技術と科学の発展により、近代医学に頼る傾向が増えていきました。この傾向は合成薬物を使った治療（特定の病気の徴候や症状を単独に絞って治療する）の開発でそのピークに達しました。人間を含む全ての物が、より理解される為に、ますます小さなユニットへと散らばっていきました。

　もう一つの側面から見ると、初期の頃のように、人間が不可欠な単一性であるとみなされる場合、リサーチのみがゴールを達成できるという意識が増えつつあります。その結果は、いわゆる自然療法（心身相関、ホリスティックアプローチ）への意識につながりました。再発見されたこれらの昔ながらの考え方は、個人特有の自然や環境を理解し、健康を保つ為さらに広がりつつあります。

　健康であることも、病気であることも、個人のライフスタイル

に起因します。その事に気づくことが、生活の改善に結びつく最も重要なことであると言えます。そういった観点から、私たちは各自のケアに注目し、健康あるいは病気といった自分の状態を理解し、それぞれのヒーリングプロセスを確立することができます。50年間の先端技術の医学によって、人々の医療に対する意識は受け身になっています。もう一度、各自が責任を持ちましょう、ということなのです。

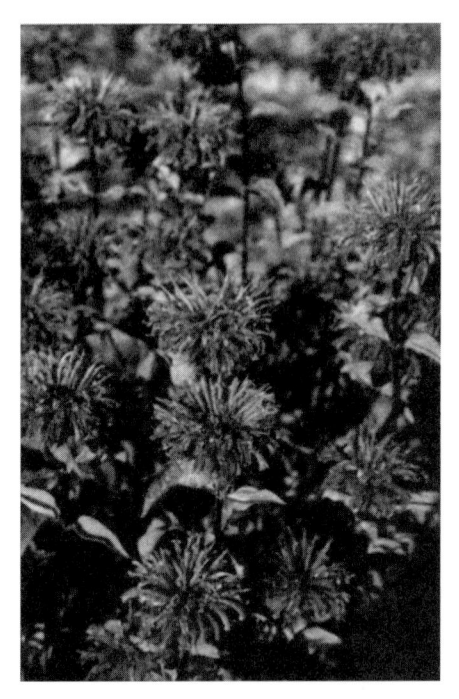

ゴールデンメリッサは、ごく少量の精油しか
蒸留されない貴重な植物です。

第 5 章

セルフトリートメントとその注意点

セルフトリートメント

　セルフトリートメントは、対症療法の分野でも注目されてきています。スーパーマーケットのようになりつつある薬局がありますが、一方では、オーソドックスな医療に失望し、より自分の健康を考える自立的な人々が増えています。自然療法は、病気の原因、薬、患者の関係を、より理解できるという利点があります。

　セルフトリートメントに関する私たちの考え方を、以下に要約します。

　「健康に関する常識、情報を持ち、慎重さと適度なトライをあわせもつ」

　このような古代のギリシアの諺があります。「歩き方を学ぶにおいて、時には転ぶが、歩くことが禁止されたわけではない」。それには私たち各自が、健康や均衡を保つ為の、基本的なルールや法則を知っていることが重要です。そして健康に自然療法を用いる場合は、的確な情報にアクセスすることが必要なのです。

　神経生物学者アンリ・ラボリは彼の研究から以下の結論を導き出しました。

　「からだや環境の要求によって、至急行動するよう促された

ことが、そのように行われなかった場合、この反応の欠乏は、遅かれ早かれ病理学の反応に結びつきます。それらは、心理学的あるいは物理的なレベルで表現されます」

内分泌腺がコルチコイドの放出を変化させ、次に免疫系で反応を示します。

この事において、各自がヘルスケアに責任を持つことは、トータルケアや治療に対して、最初のステップを踏み出したといえます。次の3つのエリアで適切な知識が要求されます。
- からだの不調とその徴候
- 全体的な変化の分析および原因
- 治療（精油の場合）

正確な診断が必要です。病気の疑いがある場合や慢性的な徴候には、医者や自然療法医にかかることが望ましいでしょう。精油を使用する場合は次の章で示した、あるいはアロマセラピストによって定められた使用上のルールと用量に従ってください。さらに詳しい情報については、アロマセラピーに関する本を参照してください。

体内環境とアロマトグラム

1. 体内環境

病気を、局部的でなく全体的にとらえることへの関心は、医学の歴史において常に高く、重要なテーマとされてきました。ヒポクラテスの4つの主要な気質からパラケルススの研究、ハーネマンによるホメオパシーの開発、パストゥールによる細菌学にいたるまで、人々は人間の心身のバランスや、有機体としての人間のからだの機能を正常にする方法を、常に理解しようと努力してきました。

農業における、土壌の機能と比較するともっとわかりやすいでしょう。土の構成や構造は植物の成長にとって非常に重要で

す。それはある種の植物の成長を促し、他のある種の成長を抑制します。土壌構成のアンバランスは、ある雑草（土の平衡を回復させるための埋め合わせとなる）の成長を促進します。有機農法において、それがテストプラントになります。バランスの悪い土で育った植物はさまざまな病気や寄生虫に弱くなります。

　同様に、人間の医学においても、からだを知ることによって、病気や感染は身体にアンバランスを引き起こす原因だという位置づけが可能になります。これはパストゥールのことばによって注目されるようになりました。「細菌に侵されているか否かが問題なのではない。人間の体内環境のバランスが大切なのだ」。現代のフィトアロマセラピーでは、さまざまな研究者がこの分野での研究に力を注いできました。

　本書では、このトピックに関する要約、概論しか紹介することが出来ませんが、ここでのねらいは従事者や研究者からのダイレクトな情報を得ることによって、みなさんが各自の健康に興味を持つようになっていただくことです。

　さらに理解を深めるためには自分自身をじっくり観察し、健康に関する情報収集をすることが必要です。大変なことですが、健康のためなら大いに価値のあることといえるのではないでしょうか。

　植物療法家にとって、体内環境は3つの主要なシステムからなっています。

1. **中枢神経系**は、個人の性格によって形作られた意識の中心部分です。神経が成長するシステムを管理していますがさらに、それによって影響も受けます。

2. **自律神経系**は、通常の状況において無意識的に自動的な生活機能を整えます。呼吸、消化、血液循環、心臓のシステムなどです。それらの働きを促すために、自律神経系は2つの

補足的なシステムから構成されます。
- 交感神経系(生活機能を促進する)。
- 副交感神経系(生活機能を減速させる)。

その結果4つの可能性があります。
- 交感神経系は促進させるか減速させるか。
- 副交感神経系は促進させるか減速させるか。

　これらのシステムの機能によって、4タイプの患者が限定されます。それぞれのタイプの患者にあった4グループの精油をあてはめることができます(セラピューティックインデックスを参照)。

3. **内分泌腺**のシステムは、すべての腺及びそれらのホルモンから成ります。これらは骨端、視床下部、前部と後部の脳下垂体、甲状腺、胸腺、上皮小体、副腎の皮質および副腎の毛髄、膵臓および生殖器の腺(卵巣と精巣)です。脳下垂体は他の内分泌腺を刺激し、あるいはスローダウンさせます。

　内分泌腺によって分泌され、血液へ放出されたホルモンは、多くの機能を整えます。ホルモンのシステムは、主な新陳代謝のプロセスを整えるので私たちの生理的反応、物理的な反応および心理学的な反応の原点となるのです。フィトアロマセラピーは、植物と精油を使用してホルモンの活動をバランスよく保ったり、刺激したり、緩和したりします(いくつかの例はセラピューティックインデックスを参照)。

　全体的な治療の複雑さは、3つのシステムすべてに影響を及ぼすため、最後に明らかになります。しかしながら、ある患者のために必要とされる精油を決めるためのアロマトグラムという単純な分析法があります。しかしそれと同時に、体内環境の状態を把握することを忘れてはなりません。

2. アロマトグラム

　抗生物質の効能をテストするアンチバイオグラムのように、アロマトグラムは、病原性の細菌に対する精油の抑制作用をテストします。これは、患者からとった微生物のサンプルを一連の精油でテストする技術です。各タイプの細菌は、それぞれシャーレで純粋培養をします。異なる精油をしみ込ませた小さな紙片を培養の表面に置き、孵化させます。約24時間後、培養された細菌はバクテリア系統に発達します。抑制効果のある精油は、細菌のいない範囲の直径を計ることによって評価され、細菌の敏感さの程度で特定の精油を定めます。測定は0～3のスケールで計測されます。この試験法は信頼性があり同じ精油だけでなく、同じ品種、同じ原産国のものが使用されるという条件で再生することができます。

　特定の細菌に対する精油の影響についての情報は、興味深いものです。しかしそれは、アロマトグラムによって明らかにされた情報のうち、最も重要なものとは言えません。実験を繰り返すことによって、高い消毒作用で知られていた精油が、ア

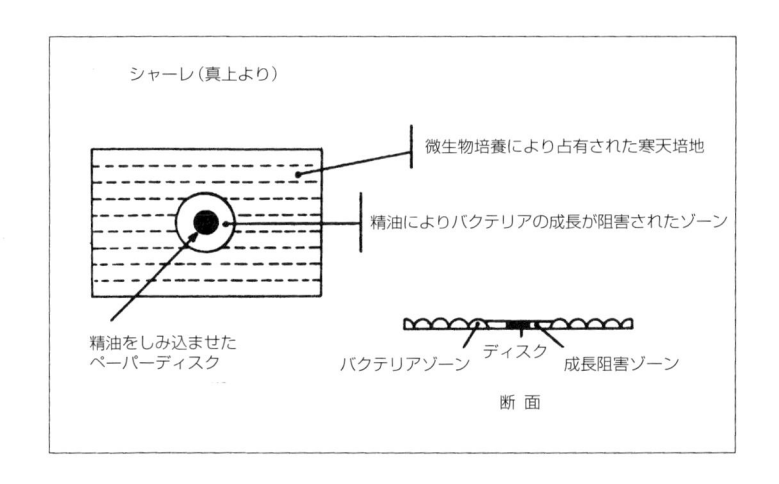

ロマトグラムで必ずしも目立っているとは限らないことが明白になったのです。これは、はじめは完全に伝染病のプロセスであるように見えたケースでした。なぜ、多くの研究を経て殺菌作用、抗生物質作用があるとされた精油に、同じ情報を示さなかったのでしょうか。

　これは、アロマトグラムの完全に新しい側面だと言えます。全体的にバランスを保つ効果(例えば、糖尿病や関節炎や神経ホルモン)が第1にあるので、アロマトグラムによって最も有効であると示された精油は、体内環境のエッセンスと呼ぶことができます。

　それらの第2の作用、つまり消毒作用および抗生物質作用は、全体的なバランスの回復によって形成されます。それはあたかもこのテストでの精油が、患者から得た個々の生理学的なさまざまなアンバランスさを明らかにする病原菌媒介体(唾液、血液あるいは尿のようなもの)にまず影響を及ぼし、一旦それが回復してからはじめて精油の消毒作用が明らかになるということを示しているようです。したがって、アロマトグラムが、一見徴候にそぐわないが有効なツール(上に記述したように)であると分かれば、そのような精油を推薦する場合もありえます。

　これには初期の糖尿病などを回復することができ、ほとんど消毒作用のないフェンネルやジュニパーなどの精油で感染症を同時に治すことができたという例があります。アロマトグラムは、精油がどのように働くかについてのよりよい理解を提供します。それは病原性の細菌の広がり及び抵抗性品種の発生を認識し防いでくれるのです。

第1番目、第2番目の作用を考慮に入れ精油を選択する

　次のアプローチは、ドレナージュアロマセラピー（カリヨン博士は症状に基づくアロマセラピーと呼んだ）と各ケースのトリートメントを組み合わせたものです。

　フィトアロマセラピーの第3の指針は、前の章にも述べた通り全体的なトリートメントです。全ての精油は、1つ2つあるいは3つの主要な作用を持ち、いくつかの副次的な作用を合わせもっています。アロマセラピーではこれらのさまざまな作用が同時に働きます。2～3の異なる精油を混ぜ合わせてトリートメントに使う場合、それらの要素1つ1つに注意を払う必要があります。以下のような手順をお勧めします。

1. まず自分の病気について考え、できるだけ明確にする。次に自分の体の状態を観察することによって、別の潜在的な弱さを推測する：呼吸、心臓、循環、消化、肝臓、腸、神経系、睡眠障害、腎臓、膀胱、皮膚、リウマチの症状など。
2. 主要な徴候あるいは病気のリストをつくり、その隣に適した精油を書いていく。
3. 可能な場合は、各リストに共通の精油を選びます。異なる徴候であっても、たいてい互いに関係していることが多く、より深刻な症状になっているケースが多くみられます。これらの種々の徴候をカバーする2～3種類の精油を選ぶことは、外見上明白な異常を治療するとともに、全体のバランスを回復することにもつながります。

　例を1つあげてみましょう。患者はリウマチに苦しんでいます。全体的な健康状態を考えてみると、この患者には高血圧

の傾向があり、肝臓にも問題があることに気づきます。私たちはこれらの徴候に注目し、各ケースに有効な精油をリストにし、次表に示します。

リウマチ	高血圧	肝臓
バーチ	キャロット	アニス
ボルネオカンファー	ガーリック	バーチ
カユプテ	ジュニパー	キャロット
カモミール	真正ラベンダー	カモミール
サイプレス	レモン	フェンネル
ユーカリ	マージョラム	ジュニパー
ジュニパー	イランイラン	真正ラベンダー
真正ラベンダー		レモン
レモン		ペパーミント
ニアウリ		ローズマリー
オリガナム		セージ
パイン		タイム
ローズマリー		
セージ		
サッサフラス		
タラゴン		
タイム		
ワイルドタイム		
ウインターグリーン		

　おわかりのように、3つの病状に共通して適用できる3つの精油を見つけることができます。それは、ジュニパー、真正ラベンダー、レモンです。

　これらの精油を、患者の個人的なニーズにこたえ、適切な方法で使います。この方法の利点は明白で、より効力が増加し広範囲になった混合物とエッセンスを組み合わせることができることです。これによって、精油の第2の作用によって生じる可

能性のあるミスを、回避することを助けます。

　ローズマリーあるいはタイムは、両方リウマチと肝臓には優れた効果があります。しかし、これら2つのエッセンスは、同時に血圧を上げる作用があるのです。

　リウマチを持っていながら高血圧や低血圧に悩まされている人々には、どのように対応したらいいでしょう。

　軽いものから深刻なからだの不調まで、トリートメントには1つ以上の精油を選ぶようにしましょう、その際、その人の心身の抱える弱い部分全てを考慮に入れることが重要です。例えば気管支炎または片頭痛を扱いたい場合は、神経過敏、消化機能障害、便秘、肝臓障害などの傾向も、必ず考慮に入れてください（セラピューティックインデックス参照）。

トリートメントにかける期間

　セルフトリートメントにかける期間は、通常、2週間から2ヶ月とされています。精油の選択を過ったことによって引き起こされる全体への悪い影響や、過度の期間に渡って精油が使用されることによる危険を回避するためです。

　急性、それほど深刻でない、または日常的なからだの不調などへのトリートメントは、1週間単位で改善の度合いにしたがって行います。健康改善あるいは慢性の病気（リウマチなど）へのトリートメントは、決して2～3ヶ月以上は行わないようにしましょう。等しい期間で一旦休んでから再開します。必要であれば、補足的な効果がある新しい精油を加えたトリートメントを始めることをおすすめします。

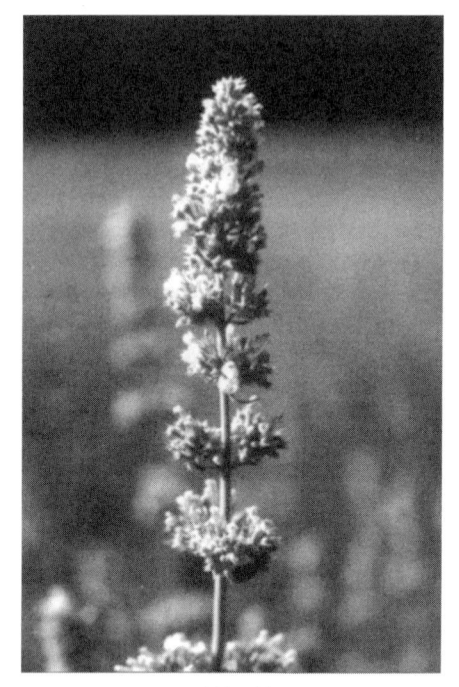

メリッサ

第6章
精油の使用方法

　副作用を避けるためにも、精油の基本的な用い方のルールを守ることが必要です。

1. 精油は高濃度であるため内服、外用いずれにおいても必ず希釈して使います。例外は最後の説明を参照してください。

2. 精油は油分があるので、水およびウォーターベースの溶剤には混ざりません。ナチュラルな乳化剤を使います。それは水の中で精油を非常に良く分解させ乳剤を形作ります。適用のタイプによって、次の乳化剤および希釈剤がよいでしょう。ディスペール（植物細胞から作られた乳化剤）、アルコール70％〜95％、植物オイル、蜂蜜、ヨーグルトなど。

3. 目への精油の使用は、絶対に禁止です。精油が手についている状態で目を触らないように注意してください。特に子供にトリートメントを行っている時には注意が必要です。精油は、目の結膜に痛みを伴う激しい炎症を起こすことがあります。耳は目に比べるとそれほど敏感ではありませんが、耳の炎症などに精油を使う場合は、原液もしくはわずかに希釈した真正ラベンダーかユーカリのみを使うことをお勧めします。アロマセラピストが薦めるものを除いては、精油の耳への使用は薦められません。

4．精油の使用上の注意（準備するもの、適用量、管理方法）についての基本的なルールは、5章、6章を参照してください。

5．測定の単位の略語
1 ml= 1ミリリットル = 1 ccm= 1 cm^3
1 g= 1グラム
1 dr = 1滴
水に関しては1 ml= 1 g

精油の1 ml は1 g 未満です。精油の種類によって1 ml が25 〜 35 滴になります。揮発性の高い精油で約 35 滴、揮発性の低い精油だと約 25 滴です。他にも 1 ml あたりの滴数は精油の種類、温度、使用されるドロッパーのタイプによって変わります。非常に粘性がありドロッパーを通りにくい精油もあります。(ベチバー、サンダルウッドなど) バルサムから抽出されたものは、むしろバーム剤や固体のように見えます (ペルーバルサム、グアヤックウッド、ボルネオカンファー)。

内服での使用

1. 口から

口から精油を使用することは最も手っ取り早く効果的な方法ですが、同時にもっとも注意が必要です。アロマセラピストによって薦められた服用量、およびこの章でのアドバイスの服用量を超えた使用は避けてください。

2. 個人個人の反応

人それぞれ、各自の感度と反応性のレベルがあります。トリートメントは常に少量から始め、必要に応じて平均的服用量の

範囲内で増やしていきます。

3. 精油の選択

　全ての精油は、多くの治療的メリットを兼ね備えています。それらの素晴らしい作用が、そのときの体の不調に働く精油を選びましょう。2〜3種類の精油を使用することによって、相乗効果（互いに効力を増強し合う）が期待できます。例えばインフルエンザにはレモン、ユーカリ、タイムの精油をブレンドしてください。消化機能障害および消化不良にはバジル、キャラウェイ、セボリーを。

4. 内服方法と服用量

　これは精油を準備する最も有効な方法です。

1. 症状から1〜3種類の精油を選ぶ
2. ドロッパー付きのボトルに充填する
   a) 1/10の量の精油
   b) 9/10の乳化剤
   c) a)とb)を加え、振って良く混ぜる

　症状の度合いによって、患者はコップ1杯の水にこのブレンドを8〜15滴入れたものを1日2回から4回飲用します。最初は8滴から始めて、効果によって徐々に服用量を増やしていくのが最も良い方法です。特に過敏な人は更に少ない4〜6滴から始めるといいでしょう。

　同様に、朝起きてすぐの空っぽの胃の状態で精油を服用する時は、少量の服用量で大きな効果があります。味覚に敏感な人は、水に薄められた精油が強すぎると感じるでしょう。これは主に子供やお年寄りに見られるケースです。症状がそれほど深刻でない限り服用量を減らしましょう。

深刻な症状の場合は、フルーツジュース、野菜ジュースあるいはハーブティー（バーベナ、アニス）で割って服用します。

精油をブレンドする別の方法に、ドロッパーの使用があります。

3つの異なるサイズのボトルを例として説明しましょう。インフルエンザを治療するために4つの精油、ラベンダー、タイム、シナモン、ユーカリを選んだとします。

- **15ml**：ディスペールまたはアルコールといった乳化剤でボトルの9/10を満たす。各精油を10滴ずつ（合計40滴）加える。よく振って混ぜる。
- **50ml**：乳化剤でボトルの9/10を満たす。各精油を25滴ずつ（合計100滴）加える。よく振って混ぜる。
- **100ml**：乳化剤でボトルの9/10を満たす。各精油を50滴ずつ（合計200滴）加える。よく振って混ぜる。1〜2種類の精油しか使用しない場合でも常に同じ量の精油を使用します。

- 15mlボトル：40滴
- 50mlボトル：100滴
- 100mlボトル：200滴

比較してみると、15mlのボトルには少し多めの精油が入っています。これには2つの理由があります。小さいサイズのボトルは急性疾患に対応する短期間の治療を意味します。一方大量に作られたものに対して、少量の乳化剤で作られた乳剤は影響力も小さくなるということです。

アルコール抽出によるマザーチンキを1〜2種類加える

芳香性でない植物から抽出したエキスの効力を補足的に使

うため、母体となるチンキを加えることも出来ます。インフルエンザの場合、例えばカントウなどが使われます。15mlのボトルにマザーチンキ50滴、50mlのボトルに100滴、100mlのボトルに200滴を加えます。これらの場合は常に、チンキを入れるための余裕をボトルに残しておきます。マザーチンキについての情報は、フィトセラピーについての本を参照してください。

　セラピューティックインデックスでは、精油に対して相乗効果があり、補足的な役割を果たす芳香性でない植物として区別するため、"フィト"という言葉を使っています。さらに精油を服用するため、小さじ1杯の蜂蜜に1～3滴の精油を加え、白っぽい乳剤になるまでかき混ぜる方法があります。この混合物を、水やハーブティーに薄めて摂取します。正しく量を守り、事前に精油を混ぜた蜂蜜を作っておくことが出来ます。緊急に精油を服用したい場合は、1～3滴の精油をヨーグルト、ミルクあるいは植物油などに加えます。例えば旅行中などの場合は指にほんの少しの精油をつけ口に持って行きます。そして直ちに水を飲んでください（エッセンスは非常に強いので注意）。

　砂糖の固まりに精油をのせるといった方法は避けてください。砂糖は乳化剤ではありません。また胃の粘液の内面に接すると、希釈していない精油は炎症を引き起こす可能性もあります。さらに、乳化剤を使用することにより、精油が適度に拡散し、胃の中での消化作用もスムーズに行われます。さらにカプセルまたはパンの柔らかい部分などで希釈していない精油を摂取することもお薦めできません。この方法で摂取しなければならない場合は、その後直ちに水を飲んでください。

5. 子供の服用量

a) 幼児には使用しないで下さい（部屋の空気浄化のための気化器や加湿器への使用を除く）。赤ちゃんにはフィトセラピーでの治療が適しています。薄めたハーブティーは特におす

すめです。お茶1に対して4〜6の水。ホメオパシーも赤ちゃんに良い影響をもたらすでしょう。なにより小さな子供（大人にも）にとって、食物こそがからだの正常な動きを司る基本であり薬です。優しいマッサージも、消化不良の時などに行うと効果があります。

b) 子供の正確な服用量は、60キログラムの大人の服用量に基づいて、体重によって計算されます（これは、さらに、動物に精油を使用する場合にも当てはまります）。ここに精油、チンキ、ハーブティーのガイドラインを示します。

- 1〜3歳：成人の服用量の1/6
- 3〜7歳：成人の服用量の1/4〜1/3
- 7〜12歳：成人の服用量の1/3〜1/2
- 12〜18歳：成人の服容量の1/2〜3/4

6. 精油を摂取する適切な時間

精油を摂取する最良の時間帯は、朝起きた後の空腹時です。これは局部的な治療にとって、より効果的です。就寝前の服用も可能ですが、夜に次のような刺激性のある精油を服用することは避けてください。シナモン、レモン、ジンジャー、クローブ、ローズマリー、サボリーなど。

日中の食間あるいは食事の30分前に摂取するようにしてください。例外的に、消化剤として使うものは食後に摂取します。不眠症の人は、午後の遅い時間や夜に刺激性のある精油は摂取しないでください。そのかわりに2回に分けて摂取します（夜は刺激性のない精油を使うこと）。

外用のさまざまな方法

　精油は、浸透性、拡散性および揮発性という特性を持っています。これらの作用によって精油は呼吸器や肺、皮膚を通って吸収され20分から80分のうちに体内に浸透します。その後、毛細管と血液によって各器官へと運ばれます。多くの自然療法医が、外用で精油を使用することが最良の方法と考えています（豊かな経験は有用な治療に結びつく）。ここに外用のいくつかの例をあげます。

1. ヘルスケア、ボディケア

a）吸入

　かぜ、気管支炎、副鼻腔炎などに効果的な、簡単な方法です。熱湯ではなく温かいお湯をはったボウルに、5〜10滴のセージ、パイン、真正ラベンダーの精油を各2〜3滴垂らします。頭からタオルをかぶりボウルまでを完全に覆い、少なくとも10〜15分間蒸気を吸入してください。これを1日2〜3回繰り返します。

　前に述べたように精油の使用においては第2番目の作用も常に考慮に入れてください。上記の症状に加えて、もしあなたが神経過敏または不眠症に悩まされている傾向があれば、セージ、真正ラベンダー、タイムの使用が良いでしょう。疲労などにはローズマリー、パイン、サイプレスなどが良いでしょう。

b）フェイシャルサウナ

　この方法は顔をリラックスさせ、呼吸器官を浄化します。吸入と同じ方法で準備します。熱、蒸気、精油の相乗作用が皮膚上に働きかけます。目は閉じて行ってください。

- オイリースキン：レモンと、真正ラベンダー、ミント、セージ、キャロットのうち1種類
- ドライスキン：ローズマリーと、レモン、メリッサ、バーベナ、オリガナムのうち1種類
- にきび肌：真正ラベンダー、カユプテとジンジャー、セージ、カモミール、ゼラニウムのうち1種類
- スキンケア、しわの防止に：レモンとキャロット、カモミール、オレンジ、パチュリー

c) ハンカチまたは枕に薫らせる

　ハンカチに数滴の精油を垂らし、時々深く呼吸して吸い込みます。またかぜやインフルエンザの場合は、例えばユーカリやタイムや真正ラベンダーなどの精油を、夜枕に数滴垂らすと良いでしょう。咳にはアニス、サイプレス、バレリアンが適しています。

d) 包帯、およびフェイシャルマスク

　1カップに半分のクレイ（粘土）とお好みのハーブティーを混ぜます。それを数時間（可能な場合は日光の下に）おきます。ケアやトリートメントに応じて精油を選択し、5〜15滴たらして良く混ぜます。皮膚に薄く塗り乾かします。次に洗い落とし、必要であればマッサージオイルを塗ります。これは一般的なフェイシャルケアおよびスキンケアに効果的で、打撲傷と捻挫にも優れています。後に、アルニカチンキ30滴を加え、セージ、ジュニパー、カモミールの精油も各5滴ずつ加え、よく混ぜ合わせます。トリートメント部分に塗ります、必要であれば布やガーゼでカバーします。1日2〜3回数日繰り返して行います。

e) トリートメントやマッサージに希釈しないで使用

　時には、希釈していない精油を皮膚に直接使用することも可

能です。これは、傷、湿疹、ある種のけいれん、頭痛、神経痛およびリウマチなどに対して有用です。

お薦めする精油は、真正ラベンダー、カモミール、セージ、ユーカリ、ジュニパー、レモン、オレンジなどです。タイム、オレガノ、セボリー、クローブ、ナツメグなどは、皮膚刺激が強いので避けてください。自分の感度をテストするためには、手首の内側に1滴精油を垂らし、24時間以内に炎症が生じない場合はその精油を使用しても差し支えありません。

f) 消毒、解毒、傷の治癒

真正ラベンダー、ユーカリ、ゼラニウムなどの精油を1〜2滴、虫さされやとげなどの傷に直接垂らします。

g) やけどや日焼けのトリートメント

カモミール、真正ラベンダー、レモン、ユーカリ、ニアウリ、セージ、ジュニパーの精油を同量混ぜ合わせます。軽度のやけどにブレンド精油を数滴直接垂らします。1日目は数回使用し、徐々に適用回数を減らしていきます。痛みは直ぐに治まり、皮膚も直っていくでしょう。

h) 治療およびスキンケアのためのマッサージオイル

マッサージオイルは、お好みの希釈精油を、植物油あるいは、皮膚に有益ないくつかの植物油（アボカド、オリーブ、アーモンド、セサミおよびウィートジャーム）で3〜5％に希釈して作ります。一方、治療を目的としたマッサージオイルは、10〜15％の精油を含んでいます。手足のトラブル、あるいは器官のマッサージに使用することができます。例えば、あなたの肝臓がうっ血したと感じる場合、オリーブオイルにローズマリーとレモンを加えたマッサージオイルで10分間、患部に優しくマッサージを施してください。

i) クレンジング、リフレッシュ

　精油をからだの1ヶ所あるいは全身へすり込むことは、刺激や、リフレッシュや鎮静に非常に効果的です。1片のコットンをハーブティーかボディーローションに浸します。そこに数滴のレモンジュースとリフレッシュ効果のある精油（ローズマリー、パイン、レモン）を加えます。目の周りをさけて全身および顔の上にすりこみます。

　鎮静効果においては真正ラベンダー、カモミール、マージョラム、メリッサを使用します。このトリートメントは、効果がすぐ現れ、他の治療と並行して行うことができます。

j) ヒーリングバス

　ヒーリングバスは、手軽にできる自然治癒のトリートメントです。入浴には心身をいやす効果があります。全身の神経終末は、手および足の皮膚に集中しているので、なぜこの単純な治療が驚くほど有効かがわかります。

　全身浴には、浴槽に20〜30滴の精油を加えます。手浴、足浴の場合は、この量のおよそ半分を使用します。精油は水に容易に溶けないので、良く混ぜるか乳化剤を含んだバスローションに混ぜて使います。

k) ヘアケア

　1〜3滴の精油を無香料のシャンプーあるいは赤ちゃん用シャンプーに加えて使います。

- オイリーヘアに良い精油：シダー、真正ラベンダー、レモン、パイン
- ドライヘアに良い精油：ローズマリー、スィートタイム、ゼラニウム、メリッサ、イランイラン

- ノーマルヘアに良い精油：セージ、タイム
- ふけ症に：ラベンダー、ケード（5％濃度で用いる）
- ブロンドヘアに良い精油：カモミール、レモン
- シラミ、幼虫、脱毛（人間と動物）に効果のある精油：真正ラベンダー、ミント、ケード

1）蚊除け

　蚊やはえを寄せ付けない香りは、シトロネラ、レモングラス、ユーカリ、ゼラニウム、ミントです。少量を皮膚に直接垂らすか、各精油を等しい量でブレンドし、70％のアルコールあるいはオリーブオイルで希釈してください。

2. 芳香性のエッセンスを拡散させる

　山岳地帯や田舎などは、昔から人々が、疾病を治し健康を取り戻しに行く場所でした。それは都会と違って空気の質が良く、呼吸を容易にするからです。芳香性の植物は、太陽のエネルギーの助けを借りて精油を生産します。風は四方八方に素晴らしい芳香を広げ、イオン化した自然なエアゾールを作ります。大気は浄化され、人々と動物の身体はリフレッシュされ、再生されます。揮発性の芳香で豊かになった空気は、殺菌力やリフレッシュ効果があります。

2.1　エアゾールセラピー

　エアゾールセラピーは、治療目的で精油を使用します。精油の揮発性、イオン化する特性はさまざまな方法で使用することができます。

a）蒸発（気化）

　植物エッセンスを気化させる方法は、たくさんあります。最も一般的なのは、少量の精油を加湿器か気化器に入れて気化

させます。これらを持っていない場合は、ハンカチに少量の精油を垂らし、丸い電球をそのハンカチでゆるく包み、一日に数回電気をつければいいのです。あるいは単にハンカチ、枕、毛布などに少量の精油を垂らしても良いでしょう。

b) スプレー

水あるいはアルコールに、5％の濃度の精油をまぜスプレーを作ります。よく振ってから上向きにスプレーします。次の精油を単独あるいはブレンドして使用しましょう。ユーカリ、真正ラベンダー、ローズマリー、セージ、パイン、サイプレス、パチュリー、レモングラス。

精油は空気を浄化、消毒し、感染病の細菌を殺します。さらにそれらは家中に素敵な自然の芳香をもたらします。

c) 拡散

熱やガスを使わずにエアゾールを創り出す、エレクトリックディフューザーをお薦めします。品質のよいディフューザー（拡散器）は、非常によくできており、霧状にして精油を蒸気させます。これは、精油が皮膚の気孔を通り抜けるとき浸透力を高める精油のイオン化、芳香化作用を増強させます。精油は部屋の隅々まで行き届き消毒作用を及ぼします。このため感染病、流行病の細菌に効果的です。

d) 空気中の芳香による治療

一日最低二回、15分以上鼻を近づけて芳香性のエアゾールを深く吸入します。このタイプの治療は、喘息や呼吸器障害に有益なだけでなく、全身を刺激し解毒する効果があります。機能的に多くの精神的身体的慢性疾患のためのトリートメントを増強する、有用で穏やかで自然な治療です。

2.2　自然の香りの香水として

「香水」とは、単に流行の化粧用の感覚といった意味ではありません。芳香は花の魂である、と昔から言われてきました。芳香と香りは、治療の力、再生する力、そして若返る力を持っていると考えられています。芳香と香りは、古来から宗教の儀式やヒーリングアート、また食物においても、常に人間と関わってきました。このテーマについて述べるなら、別にぶ厚い本がもう1冊必要となるでしょう。例えば、ヨーロッパを襲った多くの殺人的な疾病から、香料製造者および工場が助かったというケースがあります。最近の研究によると、精油の芳香性の鎖と人間の肉体の流動的な流れには類似点があることがわかっています。健康な人の血液、リンパ液、唾液や汗は良い匂いですが、健康が損なわれている時、それらには悪臭があります。この事実にはおそらく思い当たるふしがあるのではないでしょうか。植物の芳香成分は、人間の肉体の細胞に到達し、健康を回復させるメカニズムを刺激します。これはさらに、自分の好きな匂いが治療において有益で有用であることを意味します。自然由来の質のよい香水も、健康の手助けとして使用することができるのです。

a) 香水に適した精油は？

多くの精油を香水として使うことができます。例：ベルガモット、シナモン、シダー、レモン、シトロネラ、サイプレス、エレミ、フランキンセンス、ユーカリ、ゼラニウム、クローブ、真正ラベンダー、ラバンジン、レモングラス、マンダリン、ミント類、ナツメグ、パルマローザ、ミルラ、オレンジ、パイン、グレープフルーツ、パチュリー、ローズマリー、ローズ、ローズウッド、サンダルウッド、サントリナ、セージ類、タイム類、ベチバー、イランイラン、バーベナなど。

b) 自分だけの香水をつくる

　自分の嗅覚を使って、自分に合った香りを発見し、精油を色々ブレンドしてみるのは楽しいことです。ピュアな精油を使用か、少なくとも70%のアルコールで希釈して使います。

c) 香水の混合比率

- オーデコロン：精油3％ ＋ アルコール70％
- オードトワレ：精油6％ ＋ アルコール70％
- パフューム（香水）：精油20％ ＋ アルコール90％か精油20％ ＋ ベジタブルオイル（オリーブ、アーモンド、セサミ）
- アフターシェービングローション：精油6％ ＋ アルコール70％ ＋ グリセリン少々

d) 香水の揮発防止剤

　いくつかの精油は、少量のブレンドに加えられた時、芳香がより長く続くように、揮発性物質を留める働きをします。ナツメグ、クローブ、ローズウッド、サンダルウッド、クラリセージ、ベチバーなどの精油にその性質があります。

味付け、調味料として

　ある精油は、クッキング（パンを焼く時など）に使うこともできます。しかし、精油は高濃度であるということを忘れてはなりません。高濃度のアルコール、油および脂肪で薄めることが必要です。さらにヨーグルト、クリーム、蜂蜜、エッグヨークでも可能です。

　約900ｇのパンやクッキーなどの生地にレモン、オレンジ、マンダリン、グレープフルーツなどの精油を10〜30滴加えます。この量は、クリーム、カスタード、アイスクリーム、プディングなどに風味をつける時にも使えます。シナモン、クミン、アニ

ス、フェンネル、クローブの場合は1〜5滴にしてください。

　クミンを使うと健康的で、おいしいホームメイドのパンが作れます。料理のグレードは、ハーブのエッセンスによって高まります。小さじ1〜2杯の植物油に1〜3滴の精油を使用してみてください。パセリの精油を1滴加えることによって、特別なサラダドレッシングができあがります。もちろん、新鮮なハーブを使うに越したことはありません。真正ラベンダーまたはローズマリーの精油3〜5滴で、約900ｇの蜂蜜に風味をつけることができます。両者をよく混ぜてください。ピストー・ソースは、2〜3滴のバジルが適当です。何が自分の好みか試してみるのも楽しいでしょう。

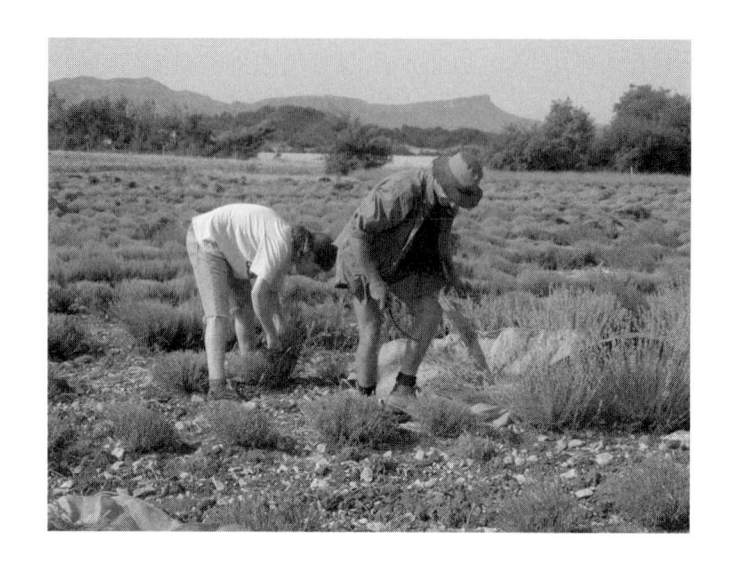

第7章
精油のリストとその作用

精油を少量しか産出しない植物の問題点

　芳香性植物(精油を産出する)と芳香性でない植物(精油を全く含んでいない)の区別は、それほど厳密なものではありません。フレグラントプラントというカテゴリーに属し、微量の精油しか含んでいませんが薬効性の高い植物もあります。精油の産出が非常に少ない植物を蒸留して抽出することは、価格が高くなるという問題があります。

　最も一般的な方法は、溶剤を使って抽出する方法ですが、有毒な残留物が常に精油に残り、アロマセラピーに適しているとは言えません。あまり使われていませんが蒸気の代わりに液体のガスを使用する高圧の蒸留方法もあります。この方法をとると、質は非常に良いのですが、とても高価なものになります。第3番目の方法に、"シナジェティック　コ-ディスティレーション"と呼ばれる方法があります。技術的な面からもセラピー的な面からも、ダブルの相乗効果があります。

　精油が少ししか採れない植物の場合、1〜2種類のほかの植物を見つけることが必要です。

- 一緒に蒸留される事によって前者の精油の産出を増加させるでしょう。

- 複数の植物のブレンドによって精油の作用が高まるでしょう。
- これらの特質はオリジナルプラントの作用を強化するか、別の特質をもった植物を加えなければなりません。

この方法によって抽出された精油は、何種類かの植物が一緒に蒸留されているのでピュアとは呼べません。加えて名前やコードで区別されなければなりません。

例
- バーチと蒸留したリンデンの木部
- レモングラスと蒸留したメリッサ
- プロバンスのローズマリーと蒸留したメドウスィート

1リットルの精油を得る為に、7トンのメリッサと20トンのバイオレットが必要です。この説明によって、ある精油が高価な理由がお分かりいただけるでしょう。そして業者が薄めたり何かを混ぜたりすることがあるということです。ナチュラル製品がブームになっている今日、悪徳な業者も少なくありません。それを避ける為にも信頼性のある情報を集め、常識を持って見極めることが大切です。

この章の最後に精油の分類を載せています。それとセラピューティックインデックスを見比べながら、用法にあった正しい精油を選んでください。

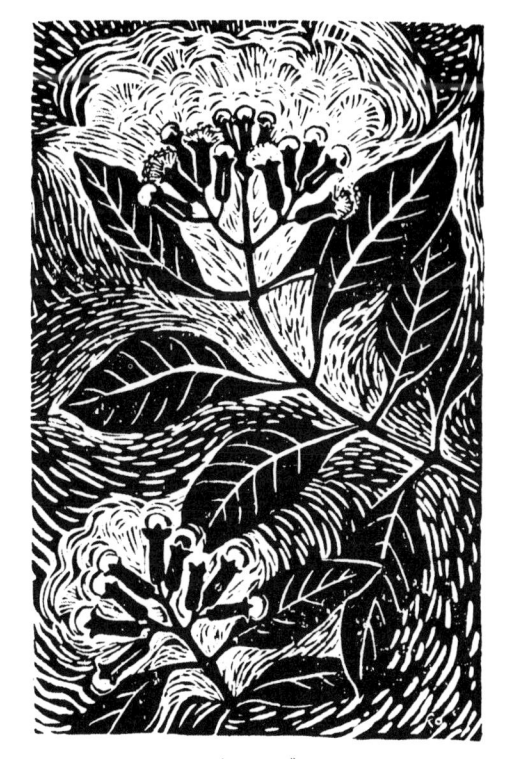

クローブ

エッセンシャルオイルリスト

●イランイラン"コンプリート"

学名：*Cananga odorata genuina Lamrck*

抽出部位：花

科目：バンレイシ科

作用：抗けいれん、抗炎、心臓の均衡、調整、刺激、降血圧、反射神経の刺激を防止、呼吸器系、生殖器系の抗感染、刺激　強壮の特効薬、性欲増進、空気中の殺菌

適用：心不全、頻脈、高血圧、易痙攣性、呼吸器系　生殖器系の感染、精神的、肉体的、性的衰弱、不感症、インポテンツ、スキンケア、ヘアケア、空気清浄

主要成分：ゲルマクレン(27%)、ベータ-カリオフィレン、カジネン-ファルネセン、酢酸ゲラニル、リナロール、ベンジルベンゾエイト、フムレン-カジネン

禁忌、副作用：標準の服用量なら特に問題無し

●オレンジ　スィート

学名：*Citrus sinensis L.*

抽出部位：果皮

科目：ミカン科

作用：鎮静、鎮痛、抗けいれん、消化促進、下剤、血液浄化、利尿、心臓、血液循環を刺激、防腐

適用：不安、神経衰弱、不眠症、消化不良、便秘、血液循環の衰え、空気中の殺菌

主要成分：D-リモネン、テルピノレン、アルファテルピネン、シトラール、フロクマリン、カルボン、リナロール、ベータカロチン

禁忌、副作用：外用で用いた場合、光感作用がある

●カモミール(ジャーマン)

学名：*Matricaria Chamomilla L.*

抽出部位：花

科目：キク科

作用：解熱、鎮痙、鎮痛、胃強壮、食欲増進、抗貧血、強壮、防腐、傷治癒促進

適用：熱、マラリア、頭痛、めまい、神経痛、筋肉けいれん、神経過敏、貧血、うつ、無月経

重い生理痛(精神的な原因から起こる)、白帯下、膀胱炎、皮膚病、潰瘍、湿疹、火傷

主要成分：カマズレン、ファルネセン、ビサボロールオキサイド、アルファビサボロール、カンファー

禁忌、副作用：標準の服用量なら特に問題無し

●カモミール(ローマン)

学名：*Anthemis nobilis L.*

抽出部位：花

科目：キク科

作用：抗炎症、鎮痙、鎮静、強い殺菌、抗貧血、白血球の発達を促進、抗リウマチ、月経促進、虫下し

適用：構音障害、神経衰弱、間歇熱、インフルエンザ、喉頭炎、貧血、リウマチ、顔面神経痛、腎臓炎、睾丸炎、月経過多、月経困難、神経性の無月経、閉経、腸回虫、便秘、指のうみ感染

主要成分：イソブチル-アンゲレイト、イソブチリル、アンゲリカエステル、ピナカルボン

禁忌、副作用：標準の服用量なら特に問題無し

●カユプテ

学名：*Melaleuca cajuputi Pow.*

抽出部位：葉

科目：フトモモ科

作用：消毒（腸、泌尿器、肺）、抗ウイルス、抗リウマチ、抗にきび、鎮痙、静脈中のうっ血を緩和

適用：下痢、腸回虫、膀胱炎、尿道炎、腎臓炎、気管支炎、リウマチ、痛風、皮膚病、傷、にきび、ヘルペス（生殖器）、乾癬、胃痙攣、歯神経痛、月経痛、静脈瘤、痔疾、頚部の形成障害

主要成分：1.8シネオール、アルファ-ベータピネン、リモネン、ベータ-カリオフィレン、テルピネオール、ビリディフロロール

禁忌、副作用：標準の服用量なら特に問題無し

●キャロットシード

学名：*Daucus carota L.*

抽出部位：種子

科目：セリ科

作用：利肝、腸の正常化、抗下痢、抗腐、刺激、強壮（神経）（貧血）、浄血、母乳生成を促す、抗潰瘍、肌を若返らせる、しわ予防

適用：肝臓不全、胆嚢不全、高コレステロール、便秘、下痢、呼吸不全、衰弱、尿毒症、腎臓炎、皮膚病、湿疹、指のうみ感染

主要成分：カロトール、ダウコール、ビサボレン、1-カロチン

禁忌、副作用：標準の服用量なら特に問題無し

●クラリセージ

学名：*Salvia sclarea L.*

抽出部位：全草

科目：シソ科

作用：内分泌、性器系に作用（女性ホルモン）、月経促進、性欲

促進、血液循環の活性化、静脈強壮、抗けいれん、鎮静、抗てんかん、延髄 小脳を刺激、細胞の悪化と戦う、抗コレステロール、抗真菌、汗の生産を減らす、育毛

適用：無月経、更年期の前兆、内分泌（性）の衰弱による生殖器の不全

循環器系の障害、静脈瘤、痔疾、静脈拡張、動揺、心身疲労、高コレステロール値、真菌症、抜け毛

主要成分：酢酸リナリル、リナロール、フルフラール、スクラレオール、ベータ-カリオフィレン、カリオフィレン

禁忌、副作用：乳腺炎の人は使用しないこと。鉄分を含んだ薬は併用してはいけない。

●グレープフルーツ

学名： *Citrus paradisii Macf, C. decumana L.*

抽出部位：果皮

科目：ミカン科

作用：強壮、食欲増進、消化、血液浄化、止血、気分転換、（バジル、セージとともに）ダイエット

適用：消化器管の弛緩、肝臓、膀胱の弛緩、蜂巣炎、殺菌（空気）

主要成分：リモネン、アルファベータピネン、シトラール、シトロネラール、オクチルアルデヒド、ゲラニル、d-カジネン、フロクマリン、ベルガプテン

禁忌、副作用：外用で用いた場合光感作作用がある

●クローブ

学名： *Eugenia caryophyllus Spreng*

抽出部位：つぼみ

科目：フトモモ科

作用：強力な食欲増進、鎮痙、催淫、精力強壮、鎮痛、抗真菌、

抗寄生虫、強力な防腐、殺菌、瘢痕形成を促進、皮膚病、気管支の病気に作用、腸の障害に作用、降血圧、歯のエリアの感染を防止、歯茎の活性化

適用：胃不振、大腸炎、アミーバ赤痢、ウイルス性腸炎、ウイルス肝炎、マラリア、帯状疱疹、ウイルス性神経炎、歯神経痛、歯炎症、耳鼻咽頭系不全、膀胱炎、精神的、肉体的な無力症、リウマチ性多発(性)関節炎、出産を容易にする、駆虫、皮膚寄生虫、毛じらみ

主要成分：オイゲノール、メチルオイゲノール、カリオフィレン、アルファ-メチルフルフラール、バニリン

禁忌、副作用：標準の服用量なら特に問題無し。外用で用いた場合皮膚を刺激する場合がある。

●コリアンダー

学名： *Coriander sativum L.*

抽出部位：種子

科目：セリ科

作用：刺激、強壮、食欲増進、駆風、腸機能促進、抗菌、抗寄生虫、殺菌、鎮痛

適用：無力症、心身疲労、消化不良、便秘、膀胱炎、インフルエンザ、関節症

主要成分：アルファリナロール（コリアンドロール）、酢酸ゲラニル、アルファーベータピネン、ガンマテルピネン

禁忌、副作用：標準の服用量なら特に問題無し

●サイプレス

学名： *Cupressus sempervirens L.*

抽出部位：葉ときゅう果

科目：ヒノキ科

作用：止血、瘢痕形成促進、収斂、利尿、発汗、解熱、咳の治

療、脈管収縮、 静脈強壮、抗けいれん、神経系を整える、抗リウマチ

適用：傷、浮腫, 助膜炎、結核、静脈瘤、痔疾、前立腺腫瘍、失禁、無力症、リウマチ、気管支の咳、マラリア

主要成分：アルファピネン、テルピネオール、セドロール、センペルビロール、d-カンフェン、d-シルベストレン

禁忌、副作用：乳腺炎の人は使用しないこと

● サンダルウッド（ホワイト）

学名： *Santalum album L.*

抽出部位：樹脂

科目：ビャクダン科

作用：尿道-性器系の消毒、抗淋病、利尿、刺激、強壮、催淫、静脈内の体液流の停止を減らす、収斂、抗下痢、スキンケア、抗にきび、香水として

適用：尿道-生殖器系の感染（淋病、膀胱炎）性的脱力感、循環器系の障害、静脈のうっ血、静脈瘤、痔疾、心不全、慢性気管支炎、下痢、座骨神経痛、腰痛、肌に有効

主要成分：アルファーベータサンタロール、サンタレーン、ピネン、フェランドレン

禁忌、副作用：標準の服用量なら特に問題無し

● シダーウッド　アトラス

学名： *Cedrus atlantica Manet.*

抽出部位：木部

科目：マツ科

作用：消毒（呼吸器、泌尿器、皮膚）、傷治癒促進、強壮、催淫

適用：尿道炎、膀胱炎、気管支炎、リンパ組織の障害、衰弱、頭皮の病気、皮膚病

主要成分：セドロール、1-アルファ-ピネン、 ヒマカレン、カジネ

ン、脂肪族アルデヒド、アトラントル、アルファ、ベータアトラントン、ギ酸
禁忌、副作用：子供および妊娠中は内用の場合使用は適量にとどめること

●シトロネラ　グラス
学名：*Cymbopogon nardus L.(Ceylon)-C. citratus DC. Stapf／(India)-C.winterrianus Jowitt (Java)*
抽出部位：全草
科目：イネ科
作用：殺菌、抗炎、抗菌、鎮痙、鎮痛、消化強壮、血管拡張、虫除け、消臭、防腐
適用：感染症、炎症(性)の病気、胃腸系不全、大腸炎、マラリア、糖尿病、リウマチ、自律神経失調症
主要成分：D-シトロネラール、ネラール、1-ボルネオール、ゲラニオール、ネロール、メチルオイゲノール、セスキシトロネレン
禁忌、副作用：標準の服用量なら特に問題無し

●ジュニパー(ベリー)
学名：*Juniperus communis L.*
抽出部位：しょう果
科目：ヒノキ科
作用：新陳代謝促進、消化、腎臓の機能促進、利尿、血液浄化、強壮、リウマチ、抗関節炎、尿酸や蓚酸の排泄を助ける、発汗、消毒、抗糖尿病、傷治癒促進、瘢痕形成、眠りを誘発
適用：胆石、肝臓・膵臓不全、消化不全、感染性腸炎、排尿能力欠乏、膀胱炎、心嚢炎、リウマチ、痛風、関節炎、歯の神経痛、外傷、潰瘍、皮膚病、湿疹、にきび、白帯下
主要成分：テルピネン-4、カンフォレニックアシッド、カンフェン、カジネン

禁忌、副作用：標準の服用量なら特に問題無し

●ゼラニウム　ローズ
学名： *Pelargonium roseum asperum Ehr. cv 'Bourbon' Ile de la Reunion*

抽出部位：全草

科目：フウロソウ科

作用：抗けいれん、抗炎、痛覚脱失、収斂強壮、止血、血液循環を刺激、抗感染、抗真菌、傷治癒　瘢痕形成促進、抗糖尿病

適用：神経性の大腸炎、不安、動揺、肝臓、膵臓不全、皮膚と粘膜のケア、歯槽膿漏、皮膚病、傷、皮膚寄生虫、妊娠線、痔疾、リウマチ、顔面神経痛

主要成分：ゲラニオール、シトロネロール、リナロール、シトロネリル・ゲラニル-formiate、イソメントン

禁忌、副作用：標準の服用量なら特に問題無し
　（アフリカ、マダガスカルおよびアジアのローズ　ゼラニウムと同様に、ペラゴニウムも微妙な差異はありますが同じ特性を示します）

●ティートリー
学名： *Melaleuca alternifolia Maiden*

抽出部位：葉

科目：フトモモ科

作用：殺菌抗菌、抗細菌、抗ウイルス、抗真菌、抗寄生虫、免疫システム強化、血液循環　精力強壮、抗炎、放射線のダメージから守る

適用：あらゆる種類の感染の進行; 鼻炎、気管支炎、鼻咽頭炎、歯茎炎、歯膿瘍、アフタ、膿漏（歯茎感染）、口内炎、ウイルス感染、寄生虫感染、小腸結腸炎、女性器の感染　うっ血、神

経性無力症、風邪に敏感、心臓不全、放射線治療によるやけど、カンジタ症、真菌症

主要成分：テルピネン4オール、アルファ-ガンマテルピネン、d-アルファピネン、p-シメン、シネオール、カジネン、ビリジフロレン、ビリジフロール

禁忌、副作用：標準の服用量なら特に問題無し

●ナツメグ

学名： *Myristica fragrans Houtt.*

抽出部位：果実

科目：ニクズク科

作用：滋養強壮　刺激（特に脳、血液の循環）、抗無気力、胃強壮、食欲増進、消化促進、食物の通りを早める、月経促進、抗感染、防腐、鎮痛、麻酔、筋肉強壮、柔軟、降血圧、鎮静、抗うつ、抗リウマチ、抗寄生虫

適用：弛緩（脳、神経、血液の循環、消化、腸、筋肉組織）、精神的　肉体的な無力症、うつ、鼓張、感染による小腸結腸炎、下痢、腸回虫、急性　慢性リウマチ、筋肉けいれん、捻挫、中風、出産を容易にする、歯神経痛、口臭、皮膚寄生虫

主要成分：アルファーベータピネン、サビネン、ミルセン、アルファーガンマテルピネン、リモネン、ミリスチシン、カンフェン、パラシメン、d-リナロール、ボルネオカンファー、ゲラニオール、エレミシン、サフロール

禁忌、副作用：内服で用いる場合は短い期間で少量の服用量にとどめること。外用で用いた場合皮膚刺激がある

●ニアウリ・シネオール

学名： *Melaleuca quinquenervia*

抽出部位：葉

科目：フトモモ科

作用：抗感染、抗菌、抗ウイルス、抗真菌、風邪を和らげる、去痰、咳の緩和、抗炎、解熱、抗アレルギー、降血圧、刺激（特に組織、肝臓、膀胱、内皮細胞）エストロゲン生産、静脈内のうっ血を減らす、石を溶かす、抗腫瘍、放射線治療から肌を守る、傷治癒　瘢痕形成促進

適用：耳鼻咽頭系内の感染、胃腸系内の感染、尿路　生殖器系内の感染、慢性気管支炎、慢性の風邪、結核、鼻咽頭炎、静脈動炎、扁桃腺炎、眼瞼炎、腸炎、ウイルス感染、コレラ、下痢、胃　十二指腸潰瘍、胆石、動脈炎、冠状動脈炎、心内膜炎、アテローム(性動脈)硬化、痔疾、尿道前立腺炎、膣炎、頸部の異形成、性病ヘルペス、コンジローム、乳ガン、直腸ガン、リウマチ性多発関節炎、乾癬、腫れもの、皮膚炎、ハンセン氏病、真菌症、傷、虫刺され、放射線治療、高周波によるやけど(外用)

主要成分：1-8シネオール、ビサボロール、アルファテルピネオール、アルファーベータピネン、リモネン、グロブロール、ネロリドール

禁忌、副作用：標準の服用量なら特に問題無し。小児及び妊婦の内用に使用の場合は少量の服用量にとどめる。

●ネロリ(ビターオレンジの花)

学名：*Citrus bigaradia Risso, C.aurantium L.ssp amara*

オレンジブロッサムのこの精油はスィートオレンジあるいはビターオレンジから簡単にとれます。したがって作用や内容成分は類似しています。しかしながら起源によってこの二つの間にいくつかの違いがあります。

抽出部位：花

科目：ミカン科

作用：鎮痛、抗けいれん、食欲増進、心臓強壮、穏やかな鎮静睡眠性、血液浄化、解毒、肌のきめを整える、抗感染、抗菌、

寄生虫、消化・静脈・脳神経強壮、降血圧、抗発ガン
適用：うつ、心身疲労、心臓の動悸、高血圧、不眠症、腎臓膵臓不全、多血、下痢、細菌や寄生虫（つりがね虫、ランブル鞭毛虫）による小腸結腸炎、痔疾、静脈瘤、静脈炎、スキンケア
主要成分：ジャスモン、酢酸リナリル、ファルネゾール、リナロール、ゲラニオール、ネロリドール、アルファテルピネン、ネロール、ジペンテン
禁忌、副作用：標準の服用量なら特に問題無し

●バーチ　イエロー
学名：*Betula alleghaniensis S.*
抽出部位：樹皮
科目：カバノキ科
作用：けいれん緩和、抗炎、健胃
適用：リウマチ、関節炎、腱炎、けいれん、軽い肝臓虚弱、頭痛
主要成分：サリチル酸メチル
禁忌、副作用：標準の服用量なら特に問題無し

●バジルトロピカル
学名：*Ocimum basilicum L.*
抽出部位：全草
科目：シソ科
作用：鎮痙攣、神経系の鎮静、抗炎、鎮痛、静脈内のうっ血を静める、抗感染、抗菌、抗ウイルス性疾患
適用：衰弱、うつ、不安、神経障害、副腎皮質、胃痙攣、ウイルス感染、リウマチ性の腫物
禁忌、副作用：標準の服用量なら特に問題無し

●パチュリー

学名：*Pogoatemon patchouli Pell.,P.suavis Ten., P.cablin Benth.*

抽出部位：全草

科目：シソ科

作用：防腐、抗炎、うっ血を減らす、抗感染、抗菌、抗真菌、虫除け、解熱、傷治癒、細胞再生、強壮（特に静脈）、抗婦人病

適用：感染による小腸結腸炎 膀胱炎、膣炎、尿道炎、痔疾、静脈瘤、しっしん、にきび、炎症が起きた皮膚病、疥癬、ひび割れ、皮膚寄生虫

主要成分：パチュロール、アルファーベータブルネッセン、パチュレン、セイシェレン、ポゴストール、パチュリ、ピリジン、アズレン

禁忌、副作用：標準の服用量なら特に問題無し

●パルマローザ

学名：*Cymbopogon martinii Stapf.*

抽出部位：全草

科目：イネ科

作用：重要な抗菌の特効薬、抗真菌、抗ウイルス、消化促進、子宮・神経・心臓強壮、解熱、皮膚細胞を刺激、ヘアケア（活性化）、駆虫

適用：鼻咽頭炎、静脈動炎、鼻炎、気管支炎、消化不良、ウイルス性腸炎、尿道炎、膀胱炎、膣炎、出産を容易にする、にきび、乾いたもしくは湿った湿疹

主要成分：ゲラニオール、リナロール、ゲラニル フォルミエート、酢酸ゲラニル

禁忌、副作用：標準の服用量なら特に問題無し

●プチグレン（ビターオレンジの葉）

学名：*Citrus aurantium L.ssp. amara ssp. aurantium*

抽出部位：葉

科目：ミカン科

作用：横隔膜の下方の神経系の鎮静、抗けいれん、抗炎、抗菌

適用：自律神経失調症、呼吸器管の感染、膿のあるにきび、慢性肝炎

主要成分：酢酸リナリル、l-リナロール、アルファテルピネオール、ネロール、ゲラニオール、ベータ-オシメン、ジペンテン

禁忌、副作用：標準の服用量なら特に問題無し

●フランキンセンス

学名：*Boswellia carterii Birdw.*

抽出部位：樹脂

科目：カンラン科

作用：刺激、強壮、傷治癒促進、瘢痕形成促進、咳を和らげる、消化促進、抗うつ、抗発ガン

適用：衰弱、外傷、潰瘍、気管支炎、喘息、うつ

主要成分：l-アルファピネン、ジペンテン、カジネン、ファルネソール

禁忌、副作用：標準の服用量なら特に問題無し

●ペパーミント

学名：*Mentha piperita L.*

抽出部位：全草

科目：シソ科

作用：強壮、刺激（脳、神経、心臓、膀胱、腎臓、膵臓、胃、腸）、抗伝染病、抗菌、抗ウイルス、抗真菌、回虫の殺菌、抗炎、消化促進、血液浄化、母乳の生産を止める、卵巣正常化、月経促進

適用：無力症、自律神経失調症、神経炎、頭痛、低血圧、胃腸炎、腎臓及び膵臓弛緩、大腸炎、膀胱疝痛、膀胱炎、前立腺炎、膣炎、白帯下、帯状疱疹、ウイルス性神経炎、黄熱病、座骨神経痛、顔面、歯神経痛、動悸、めまい、乗物酔い、かゆみ、皮膚寄生虫、腸回虫

主要成分：メントール、メントン、酢酸メンチル、1-8シネオール、硫化ジメチル

禁忌、副作用：妊婦、3歳以下の小児には使用不可。メントールの冷たさがあるので局部の適用を除いて外用で用いる。

● ヘリクリサム

学名： *Helichrysum italicum ／(Roth) var. serotinum G.Don*

抽出部位：花

科目：キク科

作用：静脈の抗炎、反凝固、止血、降コレステロール、抗けいれん、去痰、利肝

適用：静脈炎、大出血、ショック、動脈破裂、外傷、関節炎、腫物、耳鼻咽頭系不全、気管支炎、肝臓からくる頭痛

主要成分：酢酸ネリル、ネロール、d-アルファピネン

禁忌、副作用：子供および妊婦が内服で用いる場合は正確な服用量に従う

● ベルガモット

学名： *Citrus aurantium L.var bergamia*

抽出部位：果皮

科目：ミカン科

作用：防腐、殺菌、視床下部の再生、瘢痕形成促進、食欲増進、解熱

適用：腸内感染症、激しい腹痛、回虫、不眠症、神経過敏、マラリア、外傷、皮膚病、乾癬

主要成分：l-酢酸リナリル、d-リモネン、ベルガプテン、ネロール、シトラール
禁忌、副作用：外用で用いる場合強い光感作作用があるので注意すること

● マージョラム

学名： *Origanum majorana L.*
抽出部位：花と葉
科目：シソ科
作用：強壮、自律神経のバランスを保つ、迷走神経緊張症、副交感神経系の刺激、副交感神経の抑制、甲状腺の過度な機能を戻す、鎮痛、鎮静、血管拡張による低血圧、性欲抑制、抗炎症、抗菌、胃強壮、消化促進、駆風、月経促進
適用：自律神経失調症、高血圧、神経障害、無力症、制淫、鼻水、静脈洞炎、咳、気管支炎、百日咳、耳炎、消化器官の伝染、吐き気、リウマチ、関節症、神経痛、無月経
主要成分：d-アルファテルピネオール、テルピネン
禁忌、副作用：標準の服用量なら特に問題無し

● マンダリン

学名： *Citrus reticulata Blanco, C. madurensis Lour. C. nobilis Lour*
抽出部位：果皮
科目：ミカン科
作用：鎮静、交感神経系の調整、抗痙攣、鎮痛、睡眠改善、抗てんかん、胃強壮、消化促進、胆汁生成促進、抗菌
適用：不安、神経衰弱、不眠症、息が短い、心臓血管刺激、消化不良、しゃっくり、腹痛、真菌症
主要成分：D-リモネン、ベンジルアセテイト
禁忌、副作用：標準の服用量なら特に問題無し

●メリッサ

学名：*Melissa officinalis L.*

抽出部位：花と葉

科目：シソ科

作用：抗痙攣、神経鎮静、抗うつ、健胃、食欲増進、胆汁の生産促進、心臓強壮、精神・肉体を刺激（脳、心臓、消化、筋肉組織、子宮）、生理痛を止める、抗炎、抗血圧

適用：不眠症、神経質、神経過敏、うつによる不安感、消化不良、胃の不調、消化不良による偏頭痛、胃痙攣、肝臓・胆嚢不全、動悸、癲癇、めまい 発作、耳鳴り、呼吸器系不全、喘息

主要成分：ネラール、ゲラニオール、シトロネロール、ネロール、ベータカリオフィレン、アルファ-コパエン、アルファ-フムレン

禁忌、副作用：標準の服用量なら特に問題無し。外用で用いた場合、敏感な肌に刺激がある。

●ユーカリ　グロブルス

学名：*Eucalyptus globulus Labill.*

抽出部位：葉

科目：フトモモ科

作用：呼吸器系や泌尿器系の感染、消毒、咳の緩和、収斂、止血、瘢痕形成促進、鎮痛、抗糖尿病、抗リウマチ、抗真菌、抗寄生虫

適用：耳鼻咽頭系の不全、気管支炎、洞炎、インフルエンザ、アンギナ、リウマチ、傷、耳炎、膀胱炎、マラリア、リウマチ、傷、細菌や真菌（カンジタ）によって起きる皮膚感染、腸回虫

主要成分：、1-8シネオール、d-アルファピネン、テルピネオール、イソボルネオール、グロブロール

禁忌、副作用：空気中に噴霧する以外幼児への外用及び内服は避ける

●ユーカリ　ラジアタ

学名：*Eucalyputus radiata Sieb.*

抽出部位：葉

科目：フトモモ科

作用:防腐、咳の緩和、傷治療促進、抗菌、抗ウイルス、抗炎

適用：喉鼻耳系の不全(気管支炎、インフルエンザ、洞炎、咳およびその他)、白帯下、鞘膜炎、結膜炎、傷、にきび、皮膚寄生虫、無力症、多血症

主要成分：1-8-シネオール、アルファ-テルピネオール、ゲラニオール、フェランドレン、ピペリトン、ピペリトール

禁忌、副作用：標準の服用量なら特に問題無し

●ヨーロッパアカマツ

学名：*Pinus sylvestris L.*

抽出部位：針葉

科目：マツ科

作用：強壮、神経刺激、性欲刺激、血圧を上げる、抗感染、抗菌、抗真菌、抗炎、糖尿病予防、副腎皮質、下垂体の副腎腺.の連結／(P.フランコムとドクターペノエルによる)、リンパ腺および泌尿生殖器のシステム中の血液清浄、抗関節炎

適用：心身疲労、衰弱、炎症の進行、リウマチ、リウマチ性多発(性)関節炎、多発性硬化症、子宮うっ血、腎臓炎

主要成分：アルファーベータピネン、リモネン、酢酸ボルニル

禁忌、副作用：標準の服用量なら特に問題無し

●ラバンサラ

学名：*Ravensara aromatica JF. Cimel/Sonnerat*

抽出部位：葉

科目：クスノキ科

作用：抗感染、抗菌、抗ウイルス、抗毒、免疫システム強化、強

壮、刺激と同時に鎮静、鎮痛

適用：インフルエンザ、鼻咽頭炎、静脈動炎、気管支炎、百日咳、ウイルス感染、ウイルス腸炎、コレラ、ヘルペス、帯状疱疹、のうほう性疾患、単核症（リンパ細胞アンギナ）血液被毒、伝染病、無力症、神経弛緩、神経不全、被刺激性、不眠症

主要成分：アルファーベータピネン、1-8-シネオール、ベータ-カリオフィレン アルファテルピネン、酢酸テルペニル アセテート、カビコール

禁忌、副作用：標準の服用量なら特に問題無し

● ラバンジン　スーパー

学名：*Lavendula x Burnatii, Briquet clone super*

抽出部位：花

科目：シソ科

作用：抗感染、抗細菌、抗真菌、抗ウイルス、強壮、風邪予防、咳の緩和、鎮痛、鎮静、傷治癒促進、瘢痕形成

適用：喉鼻耳系の不全、気管支炎、鼻咽頭炎、インフルエンザ、咳、大腸炎、リウマチ、筋肉リウマチ、無力症、真菌症、外傷、皮膚病

主要成分：酢酸リナリル、リナロール、カンファー、ボルネオカンファー、1-8-シネオール

禁忌、副作用：標準の服用量なら特に問題無し

● 真正ラベンダー

学名：*Lavandula angustifolia Miller, L.*

抽出部位：花

科目：シソ科

作用：食欲増進、胆汁を排出すると同様に生産を促進、駆風、利尿、神経系刺激、脳急脊髄炎の過度な励起を和らげる、心臓強壮、強い消毒、傷治癒　瘢痕形成促進、抗炎症、抗

アレルギー、呼吸器系・消化器・泌尿器系の病気に作用、抗リュウマチ、抗偏頭痛、血圧降下、月経促進、蛇にかまれた傷に作用、抗寄生虫、虫刺されに作用、美肌
適用：皮膚感染症、乾癬、外傷、皮膚寄生虫、腸回虫、白帯下、遺精、神経系障害、不安、不眠症、動悸、高血圧、けいれん、排尿能力の欠乏、膀胱炎、リウマチ、神経痛
主要成分：酢酸リナリル、リナロール
禁忌、副作用：標準の服用量なら特に問題無し

●レモン
学名：*Citrus limonum L*
抽出部位：果皮
科目：ミカン科
作用：刺激、心臓強壮、交感神経系強壮、胃強壮、駆風、排尿促進、消毒、抗菌、血液をアルカリ化、抗リウマチ、抗硬化症、血管強壮、血圧降下、肝臓活性化、抗毒
適用：感染病、無力症、消化不良、胃の酸性化、肝臓の衰弱、膀胱炎、睾丸炎、リウマチ、痛風、虚弱血管、静脈炎、動脈硬化、高血圧、カルシウム不足、もろい爪、皮膚感染、腸回虫、マラリア
主要成分：リモネン、ベータピネン、ガンマテルピネン
禁忌、副作用：外用で用いた場合皮膚を刺激したり感作作用をおよぼす危険性がある

●レモングラス
学名：*Cymbopogon citratus DC Stapf. Andropogon citratus D.C., Cymbopogon flexuosus Steud*
抽出部位：全草
科目：イネ科
作用：胃強壮、食欲増進、消化促進、駆風、利尿、自律神経系

の正常化、血管拡大、抗くる病、刺激、抗炎症、消毒、寄生虫に抵抗、解熱、利尿

適用：消化虚弱、肝臓不全、蜂巣炎、感染症、熱病、自律神経失調症、関節炎、皮膚寄生虫

禁忌、副作用：標準の服用量なら特に問題無し。外用で用いる場合は皮膚刺激を避けるため必ず希釈して用いる。

● レモンユーカリ

学名：*Eucalyptus citriodora* Hook.

抽出部位：葉

科目：イネ科

作用：抗炎、鎮静、鎮痛、抗リウマチ、抗感染

適用：関節炎、リウマチ、リウマチ性多発(性)関節炎 高血圧、帯状疱疹、胆嚢炎、膣炎

主要成分：シトロネラール、シトロネロール、ゲラニオール

禁忌、副作用：標準の服用量なら特に問題無し

● ローズウッド

学名：*Aniba rosaeodora* Ducke var. *amazonica*, *Aniba parviflora* Mez.

抽出部位：木部

科目：クスノキ科

作用：防腐、殺菌、抗菌、抗ウイルス、抗真菌、抗寄生虫、性的強壮、肌に効果をもたらす、よい香り

適用：耳鼻咽頭器系の感染、カンジタ膣炎、うつ、無気力、不感症、インポテンツ、肌のトラブル、皮膚病、真菌症、にきび、顔のしわ

主要成分：リナロール、テルピネオール、ゲラニオール、ジペンテン、ユーカリプトール、メチルヘプテノール、ネロール

禁忌、副作用：標準の服用量なら特に問題無し

● ローズオットー

学名： *Rosa damascaena Miller, Rosa centifolia L.*
抽出部位：花
科目：バラ科
作用：心臓・胃腸・子宮の強壮、強壮、収斂、去痰、軽い下剤、傷治癒促進、瘢痕形成促進、止血、防腐、抗炎、抗ウイルス、抗菌、鎮静、精力強壮、催淫
適用：慢性気管支炎、慢性喉頭炎、結核、喘息、神経質、性的無力症、不感症、インポテンツ、心身疲労、弛緩、皮膚病、外傷、炎症の進行、潰瘍、捻挫、過労、軽い動脈の破裂、顔のしわ、スキンケア、歯茎炎
主要成分：フェニルエタノール、ゲラニオール、シトロネラール、ネロール、ロジノール
禁忌、副作用：標準の服用量なら特に問題無し

● ローズマリー・カンファー

学名： *Rosmarinus off. L, camphoriferum*
抽出部位：全草及び花
科目：シソ科
作用：強壮（脳・神経・筋肉・肝臓・胆のう・心臓・呼吸器）、胆汁の産出促進、去痰、利尿、月経の促進
適用：心身の無力症、筋緊張、けいれん、リウマチ、リウマチ性神経痛、進行性マヒ、心不全、神経マヒ、静脈瘤、降血症（低濃度で）、消化不良、吐き気、慢性胆のう炎、肝硬変、無月経、風邪をひきやすい
主要成分：カンファー、1-8-シネオール、アルファーピネン、カンフェン、ボルネオカンファー、ベータカリオフィレン
禁忌、副作用：標準の服用量なら特に問題無し

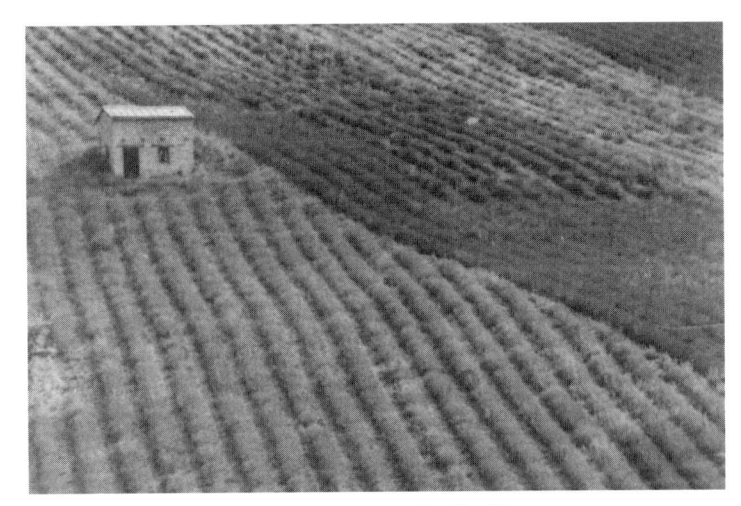

プロヴァンスのラベンダー畑

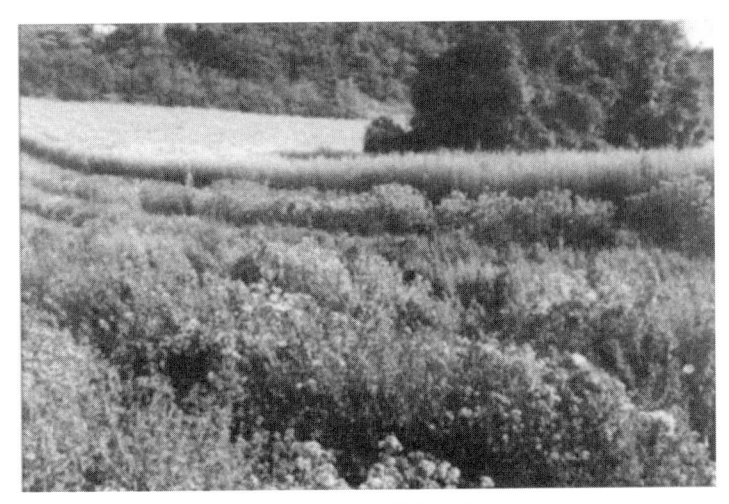

サノフロール実験農場

精油一覧表
（実用的な分類表）

　これまで紹介してきた精油を、実用性、治療効果、コストというカテゴリーに分類しました。
　頻繁に使用される精油については表の縦列1〜3に分類しました。

- 縦列1に分類された25種類の精油は、とても頻繁に使用され、ベースの精油として定義できます。

このカテゴリーに分類された精油の特徴は、次のとおりです。

- 野生植物あるいは栽培された植物で、精油の主な原料になるもの。
- 蒸留という単純な技法で抽出されたもの。
- 産出量が多い。
- 治療頻度が高く、使いやすい。
- 手に入りやすく、値段が手ごろなもの。

これらの25種類の精油は、アロマによる応急手当の主成分となるものです。治療と衛生面において大きな役割を果たします。

- 縦列2は、縦列1の枠組みをさらに広げて、頻度の高い精油です。このカテゴリーに分類された精油は、ある程度独特で多様な性質をもっています。
- 縦列3も、比較的頻度の高い精油です。重要な役割を果たす性質をもっていますが、収穫量が少なく、コストが高いものです。
- 縦列4と5は、珍しくて高価な精油です。精油としてはあまり重要でない要素をもつ植物からとれるもので、利用価値が非常に限られています。それほど高価ではない含油樹脂もいくつかありますが、入手が困難です。治療の観点からする

と興味深い性質をもつ精油もいくつかありますが、自然療法医またはアロマセラピストに相談してから使用してください。このカテゴリーには、高価な香水もいくつか含まれています。
- 縦列6の精油は、縦列4、5と同様に使用頻度が低く、コストも低い精油です。植物から抽出され、芳香性の高い木からとれるものです。

一覧表について

　この表で分類したカテゴリーは、厳密なものではありません。とはいえ、一覧表は、しっかりとした基盤の上に成り立っているので、基準として使用してください。

　一覧表とセラピューティックインデックスをリンクさせるために、3つのポイントがあります。

1. 縦列1にある25種類の精油は優れた基礎を形成しており、ここから自己治療や健康管理用の精油を準備します。セラピューティックインデックスを調べる際に、この表を基準にするという使用方法もあります。基本的な25種類の精油だけを治療に使う、という考え方もあります。
2. 縦列2と3の精油については、自然療法医やリフレクソロジーの専門家、マッサージ師などの専門知識のある人や、使用経験のある人向けです。また、セラピューティックインデックスに載っている精油の中で、縦列1〜3に分類されている精油だけを選択する、ということも可能です。
3. 縦列4と5と▲の精油の使用については、治療の専門家に限るべきでしょう。また、縦列3、4、5に分類された精油には、純度の低い製品が多いことを十分注意してください。購入する際には必ず品質の保証を確認すること。そうすることで品質に対する意識が高まり、欠陥のない精油が生産、販売されるようになるからです。

一般的に使用される精油		
１．非常に一般的なもの	２．一般的なもの	３．一般的だが高価なもの
アニス バジル バーチ カユプテ カモミール クローブ▲ ユーカリ　グロブルス ゼラニウム ジュニパー ラバンジン 真正ラベンダー レモン マージョラム ニアウリ オレンジ オレガノ▲ ペパーミント▲ パイン ローズマリー▲ セージ▲ セイボリー▲ マイルドタイム ストロングタイム▲ ワイルドタイム テレピン▲	チャイナアニス ベルガモット ボルドー ボルネオカンファー▲ ケード キャラウェイ▲ シダー シナモン（リーフ） シトロネラ コリアンダー ユーカリ　カマルド ユーカリ　シトリオドラ ユーカリ　ラジアタ フェンネル▲ グレープフルーツ ヒソップ▲ ローレル スパイク　ラベンダー レモングラス マンダリン ウッドミント▲ マートル ナツメグ▲ ビターオレンジ パルマローザ パチュリ ペニーローヤルミント▲ ローズウッド サッサフラス スイートフラッグ ツヤ▲ イランイラン	アンゼリカ▲ キャロット セロリ ローマンカモミール ジャーマンカモミール セイロンシナモン▲ メリッサ クミン ジンジャー フランキンセンス マージョラム ミルラ パセリ▲ ラバンサラ クラリセージ サンダルウッド▲ スパイリア セントジョンズワート タラゴン バレリアン▲ バーベナ

あまり使用されない精油		
4．希少で高価なもの		5．希少だが高価でないもの
ベンゾイン	コモンオレガノ▲	カナダバルサム
ボックスウッド	ペッパー	ベイ
ブーク	ペルーバルサム	コパイババルサム
カルダモン	ローズ	コルクウッド
チャイナシナモン	サントリナ	ディル
クベバ	サザンウッド▲	エレミ
ウコン	スイートクローバー	ファー
エルダー	オリエンタルスイートガム	グアヤック
エリカンペイン	タンジー▲	ガーシャン
エバーラスティングギムノック	トールバルサム▲	スイートライム
エバーラスティングイタリアン	バイオレット	マグウォルト▲
ガルバナム	ビスナーガ	ビターオレンジプチグレン
ガーリック▲		レモン　プチグレン
ゲンチアナ		ビーチパイン
ゴールデンロッド		ブラックパイン
ホーソン		シベリアンパイン
ホースラディッシュ		ルー▲
ワイルドヒソップ		サビナ▲
イヌラ		ベチバー
アイリス		ウィンターグリーン▲
ラブダナム		
ランタナ		
ラーチ		
リンデン		
リンデンサプウッド		
ラビッジ		
メース		
ミモザ		
マスタード		
ネロリ		
▲印のついた精油については使用に制限があります。		

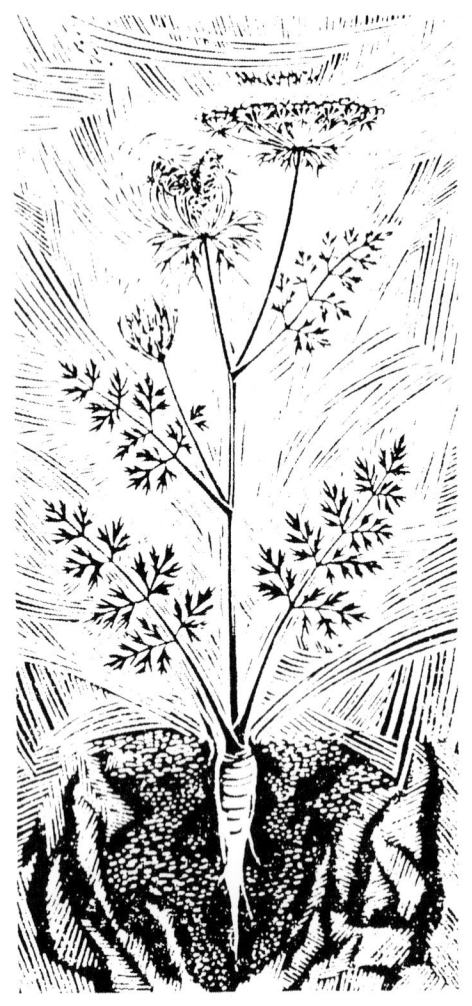

ワイルドキャロット

第8章
セラピューティックインデックス

インデックスを使用する前に

　病気にかかる原因は、生物学的な法則、および私たちが属している自然界と宇宙の法則を尊重しなかったことによります。ですから、自然療法を含めてどんな治療法を受けるにしても、健康的な生活スタイルを送ることが必要になります。日光を浴び、安全な食事をし、規則正しい呼吸法のエクササイズや肉体的・精神的エクササイズ（特に大自然の中でのリラクゼーション、ポジティブシンキング）を行うことで、治療をサポートし、その効果を高めることができるのです。

　思考も一種のエネルギー形態なので、自分の考え方次第でネガティブにもポジティブにもなります。機能不全や病気の大半は、精神的なものに起因する、と昔から言われていますが、現代の研究においてもこの意見が認められています。特に免疫システムに影響するといわれています。体と精神がポジティブな状態であることが、健康回復には欠かせないことなのです。

　私たちは、さまざまな悪習慣や悪環境によって病気を生みだしています。それとは反対に、私たちは優れた生活習慣をつくり、外側からではなく内側にある治癒力を活性化するパワーを持っています。

　「治療は自然から得られる」ということを忘れないでくださ

い。どの治療法も薬剤も、自然の力をサポートしているにすぎないのです。

　ここで紹介するセラピューティックインデックスは、医師や自然療法師、アロマセラピストの診察に代わるものではありません。深刻で慢性的な病気の場合は、医師の診断を受けてください。病気の病状、あるいは診断に疑問がある場合も、医師への相談が必要です。

　植物療法や芳香療法は自然を利用した治療法です。しかし、他の治療法と同様に危険性も含まれています。よく知らずに誤った方法で使用すると、望まぬ結果を生むこともあります。

　このセラピューティックインデックスを利用するにあたって、5章と6章で紹介した精油の基本的なルールと使用方法をもう一度しっかりと確認してください。

精油を使った芳香治療は、植物療法（ハーブティー、チンキ剤、パウダーなど）やオリゴセラピーなどの自然の療法と組み合わせることができます。たいていの場合、芳香療法は逆症療法のサポートとして活用されています。

　セラピューティックインデックスに書かれている精油は、基本的には内用と外用の両方で使用可能ですが、外用のみの使用、と特定しているものもあります。

セラピューティックインデックスの使い方

1. はじめに自分のメインの症状・病気を探し、その項に書かれた精油をリスト化します。
2. 次に、それ以外の症状があれば（高血圧、神経症、不眠症、リウマチ、肝臓病、消化器系の病気など）その精油もリストアップして、最初のリストと重複するものがあるかどうかをチェックします。リストアップした精油をすべて選択します（第5章75ページ以降を参照）。
3. 第7章の終わりにある精油一覧表を見て、選択した精油が手に入りやすい製品かどうかをチェックします。
4. 使用方法をしっかりと確認します。
   - 内服する場合：第6章80ページ〜
   - 外用する場合：第6章85ページ〜
   - 料理する場合：第6章92ページ〜
5. アロマと香水の考察ですでに述べたように、精油を選ぶ際には自分の嗅覚が重要になります。嗅覚はアロマと体が必要としているものを直接結びつけるものです。香りをかいだ時に心地よいと感じれば治療は成立しますが、その香りが不快であれば、その精油を使用するべきではありません。他の精油と混ぜて使用することも避けてください。アロマセラピストは、香りに対する患者の反応を考慮にいれましょう。

セラピューティックインデックス
(＊あいうえお順)

足のはれ
　原因を明らかにする。コモンセージ、エルダー、パセリ、ローズゼラニウム
　栄養素：マンガン、コバルト

圧迫感
　[不安]参照

アフタ(粘膜の小腫瘍)
　バジル、カモミール、コモンセージ、コークウッド、フェンネル、ランタナ、ローレル、レモン、ローズゼラニウム、ローズ、セイボリー、ティートリー、ワイルドタイム

アメーバ赤痢
　カユプテ、ルーカデントロン、カモミール、シナモン、エレミ、ユーカリポリブラクテア、レモンミント、オレガノ、セイボリー、バーベナ

アレルギー(外的要因によって体液が有害なものに変化した場合)
　アレルギー領域の消毒、非毒性食療法(第4章参照)、肝臓の活性化、血液の浄化。アキレアリグスティカ、ベルガモット、バーチ、ボルドー、キャロット、カモミール、コモンセージ、ゴールテリア、ジュニパー、ローレル、ラベンダー、レモン、オレンジ、ローズマリー、ウィンターグリーン

家と部屋の空気の殺菌
　サイコ、カユプテ、ユーカリ、ファー、グレープフルーツ、ジュニパー、ラベンダー、ニアウリ、パイン、セージ、スプルース

萎黄病(若い女性の貧血)
　アンゼリカ、キャロット、カモミール、ラベンダー、パイン、ロ

ーズマリー、タイム(マイルド)、ワイルドタイム

［貧血］も要参照

異常発汗

ユーカリ、ヒソップ、ジュニパー、レモン、マージョラム、ニアウリ、ナツメグ、オニオン、パセリ、ペパーミント、セージ、セイボリー、ツヤ、タイム、ワイルドタイム

胃痛（胃炎）

［呑気症］、［胸焼け］、［消化器系の病気］も要参照

アンゼリカ、アニス、アニス‐ラバンサラ、キャラウェイ、カルダモン、シナモン、フェンネル、レモン、マンダリン、ローズマリー、セイボリー、セントジョンズワート、タンジェリン、タラゴン

いびき

サイプレス、テレピン、ワイルドタイム

イボ

シナモン（樹皮）、ガーリック、レモン、オニオン、ツヤ

植物療法：セランダイン、マリーゴールド

飲酒

アルコールを断つ場合：レモン、パセリ、ペパーミント

植物療法の場合：キャベツ、ホースラディッシュ、リーク、オニオン

インポテンツ

アニス、ボルネオカンファー、カナンガ、チャイニーズアニス、シナモン、クローブ、ジンジャー、ジュニパー、ナツメグ、オニオン、ペパーミント、パイン、ローズ、ローズマリー、ローズウッド、サンダルウッド、セイボリー、イランイラン

インフルエンザ

カユプテ、カモミール、シナモン、クローブ、サイプレス、ユーカリ、ガーリック、ヒソップ、ラベンダー、レモン、ニアウリ、ペルーバルサム（外用）、パイン、ラバンサラ、ローズマリー、セージ、スプルース、タイム

喉頭炎
　カユプテ、キャロット、コモンセージ、ラベンダー、パセリ、パイン、ローズゼラニウム、ワイルドタイム

咽頭炎（咽頭粘膜の炎症）
　カユプテ、セイロンシナモン、クリーピングヒソップ、ユーカリグロブルス、フィールドミント、ラベンダー、ニアウリ、パルマローザ、パイン、ラバンサラ、ティートリー

ウイルス性肝炎
　バジル、ベイ、クローブ、ローレル、ミルラ、ニアウリ、ラバンサラ、ローズマリー、ティートリー

うおのめ
　ケード、ガーリック、マートル、スパイクラベンダー、ツヤ
　植物療法では、新鮮なクサノオウのジュース

鬱血（体の一部に血液が異常に集積する）
　脳の場合（脳卒中）：医師に相談すること。ホーソン。植物療法では、マスタード入りの足浴
　肝臓の場合：［肝臓］を参照
　肺の場合：医師に相談すること。ユーカリ、セントジョンズワート
　骨盤の場合：サイプレス、ツヤ
　外用：ラベンダー、ホースラディッシュ、マスタード、ローズマリー

黄疸
　［肝臓］参照

嘔吐
　医療の診断が必要。コモンセージ、ディル、レモン、ペパーミント、ローズマリー
　つわり：メリッサ、ナツメグ、ペパーミント
　神経性の嘔吐：アンゼリカ、アニス、カユプテ

黄熱

ペパーミント

悪寒

原因を明らかにする。シナモン、ジンジャー、ナツメグ、ローズマリー、セージ、ワイルドタイム

おたふくカゼ

医師に相談すること。生殖器、膵臓、髄膜の合併症の危険あり。

カモミール、サイプレス、ユーカリ、ニアウリ、オレガノ、セージ、スパイクラベンダー

おでき

無毒性食物（第9章参照）。ベルガモット、キャロット、カモミール、シナモン、ジュニパー、レモン、ニアウリ、プチグレン（ビターオレンジ）、セージ、サンダルウッド、セイボリー、タイム

おなら

ヒソップ、アンゼリカ、ベルガモット、チャイニーズアニス、タンジェリン

おねしょ（失禁）

サイプレス、ジュニパー（実）、再石化作用

おむつかぶれ

キャロット、カモミール、パルマローザ（外用する場合は、スイートアーモンドオイルで1, 2パーセントに希釈）

蚊の除虫

シトロネラ、クローブ、ユーカリ、レモングラス、ペニーロイヤル、ペパーミント、ローズゼラニウム

蛾の除虫

クローブ、ラバンジン、ラベンダー、レモン、ベチバー

回復期

ボルネオカンファー、シナモン、コモンセージ、ローレル、レモン、ローズマリー、タイム、ワイルドタイム

壊血病

キャロット、ガーリック、ジンジャー、ホースラディッシュ、レモン、オニオン、オレンジ、パセリ

潰瘍

胃と腸の潰瘍：リラクゼーション、ストレス解消、呼吸法エクササイズ、落ち着いた環境での食事。
アンゼリカ、アニス、キャロット、カモミール、レモン、セージ
植物療法：コンフリー、リコリス、マリーゴールド、ネトル
外用：キャロット、カモミール、クラリセージ、コモンセージ、ガーリック、フランキンセンス、ラブダナム、ラベンダー、ミント、ミルラ、オニオン、ローズ、ローズマリー、セントジョンズワート、タイム

足にできた潰瘍：［傷］参照。キャロット、セロリ、コモンセージ、ガーリック、フランキンセンス、ジュニパー、ラブダナム、ランタナ、ミルラ、オリエンタルスイートガム、パイン、ローズゼラニウム、セントジョンズワート、ワイルドタイム

顔のケア

［皮膚］参照

かさぶた

［乳痂］参照

過食

精神的なものが原因であることが多い。アンゼリカ、バジル、ローズマリー、バレリアン

過伸展（肉体的、精神的に正常限度以上に伸展する）

［無力症］も要参照。アンゼリカ、アニス、バジル、コリアンダー、ヒソップ、メース、マージョラム、メリッサ、ネロリ、ナツメグ、オレンジ、パセリ、ペパーミント、ローズマリー、セイボリー、タイム

ガス

［呑気症］参照

風邪

［気管支炎］、［インフルエンザ］参照

アンゼリカ、バジル、シナモン、ディル、ユーカリ、ヒソップ、ジュニパー、ラバンジン、ラベンダー、レモン、ミント、ニアウリ、ナツメグ、ローズマリー、セージ、タイム、ワイルドタイム

鼻炎の場合：ベンゾイン、ボルネオカンファー、ユーカリ、ラベンダー、レモン、マージョラム、ミント、ニアウリ、オニオン、ペルーバルサム、パイン、タイム

枯草熱の場合（［喘息］も参照）：アンゼリカ、ユーカリ、フェネル、ヒソップ、ラベンダー、マージョラム、メリッサ、ニアウリ、セントジョンズワート、バーベナ

髪のケア

油分が多い髪：シダー、ラベンダー、レモン、パイン

乾燥した髪：メリッサ、ローズゼラニウム、ローズマリー、ワイルドタイム、イランイラン

正常な髪：コモンセージ、タイム

ふけ症：ラベンダーとケード（0.5パーセント）

かゆみ

カモミール、シダー、クラリセージ、ペパーミント（外用の場合は3パーセントに希釈）

肛門のかゆみの場合：ローズゼラニウム、ローズマリー（外用）

枯草熱

［風邪］参照

かれ声

チャイニーズアニス、サイプレス、レモン、ペニーロイヤル、ローズ、スイートフラッグ、タイム

関節炎、関節症

［リウマチ］参照

肝硬変

［肝臓］も要参照

医師に相談すること。バーチ、ボルドー、キャロット、エルダー、ジュニパー、オニオン、ローズマリー

感染症

精油のほとんどに消毒作用、殺菌作用がある。特に効果が高いのは次のとおり。

呼吸器系の感染の場合：カユプテ、クローブ、シナモン、コモンセージ、サイプレス、ユーカリ、ヒソップ、ラベンダー、オレガノ、ニアウリ、パイン、サッサフラス、タイム、ワイルドタイム

腸の感染の場合：バジル、ベルガモット、カモミール、シナモン、ゼラニウム、ラベンダーメース、ミント、ミルラ、ニアウリ、オレガノ、ローズマリー、タイム、バーベナ、ビスナーガ、ワイルドレモンタイム

泌尿生殖器系の感染の場合：カユプテ、コモンセージ、ユーカリ、フェンネル、ジュニパー、ラベンダー、レモン、ニアウリ、オレガノ、パイン、ローズゼラニウム、サンダルウッド、サッサフラス、タイム、ワイルドレモンタイム

肝臓（不調、病気、黄疸）

アキレアリガスティカ、ヒソップ、アニス、バジル、バーチ、ボルドー、キャロット、セロリ、カモミール、コンババ、ディル、エレカンペーン、フェンネル、ゲンチアナ、ジュニパー、レモン、ラビッジ、マグワート、ペニーロイヤル、ペパーミント、プチグレン（ビターオレンジ）、ラバンサラ、ローズマリー、セージ、ウィンターグリーン、ワームウッド、イエローバーチ

植物療法：アーティチョーク、ホースラディッシュ・ジュース、ダンデライオン・チンキ

乾癬（赤いうろこ状の斑点がでる皮膚病）

ベンゾイン、ベルガモット、バーチ、カユプテ、スパイクナード、ラベンダー、ラビッジ、ウッドミント

眼瞼炎

［結膜炎］参照。精油を直接点眼しないこと。浸出したもの

で治療すること。

癌（悪性腫瘍）

医師に相談すること。食生活、ライフスタイルを変える

治療のサポートと予防用として、次の精油があげられる：バルサムパイン、チャービル、クローブ、コモンセージ、サイプレス、ガーリック、ヒソップ、ジュニパー、ラビッジ、オニオン、パセリ、ペニーロイヤル、ローズゼラニウム、タラゴン、ツヤ、ウッドミント

記憶力の衰え

バジル、クローブ、コモンセージ、コリアンダー、レモン、オニオン、パセリ、ローズマリー、セイボリー

気管支炎

アキレアリガスティカ、アンゼリカ、バジル（オイゲノール）、カユプテ、カーラミント、カナダバルサム、チャイニーズアニス、シナモン、コモンセージ、コパイババルサム、ディル、エレカンペーン、ユーカリ、ガーリック、ヒソップ、イヌラ、アイリス、ランタナ、レモン、ラビッジ、ミント、マスタード、ニアウリ、オレガノ、ペルーバルサム、パイン、ラバンサラ、ローズマリー、セイボリー、ベイトウヒ、サンダルウッド、タジェティズ、タンジー、ティートリー、タイム、トールバルサム

傷

治りが遅い場合：ベンゾイン、カユプテ、キャロット、クローブ、コモンセージ、ガーリック、ジュニパー、ラベンダー、マイルドライム、ミルラ、ニアウリ、オニオン、オリエンタルスイートガム、オレガノ、ローズ、ローズマリー、セイボリー、スパイクラベンダー、セントジョンズワート

感染した傷：アニス、ベンゾイン、ベルガモット、カユプテ、カナダバルサム、カモミール、クローブ、コモンセージ、サイプレス、ユーカリ、ガーリック、ヒソップ、ラベンダー、レモン、マイルドタイム、オリエンタルスイートガム、パルマローザ、パ

チュリ、ペルーバルサム、ローズ、ローズゼラニウム、ローズマリー、セイボリー、スパイクラベンダー、トール、バルサム、ワイルドタイム

寄生虫
［寄生虫］、［腸］参照

極度の疲労（ノイローゼ）
神経的な鬱の場合：呼吸法とリラクゼーションのエクササイズ、健康的な食習慣、ストレスの回避。必要ならば再無機質化→［無機質脱落］参照。バジル、ボルネオカンファー、キャロット、キャットミント、カモミール、コモンセージ、フランキンセンス、ラベンダー、マージョラム、メリッサ、ナツメグ、タイム、ワイルドタイム

強直性痙攣症（痛みを伴う筋肉の痙攣）
医師に相談すること。マイルドタイム、オレガノ、パセリ。カルシウムとマグネシウム

虚弱、疲労
［無力症］、［貧血］参照

ギョウ虫
［寄生虫］、［腸］参照

切り傷、裂傷
ベンゾイン、ボルネオカンファー、キャロット、レモン、オニオン、ペルーバルサム、サンダルウッド、テレピン

筋肉痛
カモミール、ジュニパー、メース、メリッサ、マイルドタイム、ペパーミント、ローズマリー

外用：シナモン、ペッパー、ローズマリー、ワイルドタイム

筋肉リウマチ
アンゼリカ、ボルネオカンファー、カモミール、シナモン、コモンセージ、サイプレス、ガーリック、ラバンジン、ラベンダー、オレガノ、パイン、ローズマリー、タンジー、タイム

禁煙
アニス、シナモン、クローブ、コモンセージ、レモン、サッサフラス、セイボリー
吸入療法：コリアンター、ユーカリカマルドレンシス、フェンネル、オレガノ、ローズゼラニウム、サッサフラスを混ぜる。
鍼療法
痙攣体質
カユプテ、キャットミント、カモミール、ゴールデンロッド、スパイクナード、ペパーミント、ラバンサラ、タラゴン、バレリアン
ケガ（傷、切り傷）
ベンゾイン、ベルガモット、カユプテ、カナダバルサム、カモミール、コパイバ、サイプレス、ディル、エレミ、ユーカリ、エバーラスティングイタリカム、ガルバナム、ヒソップ、フランキンセンス、ジュニパー、ラバンジン、ラベンダー、レモン、カラミント、ニアウリ、ローズゼラニウム、ローズ、セージ、スパイクラベンダー、スイートオレガノ、スイートフラッグ、スイートタイム、タンジー、ティートリー、ツヤ、タイム
血液の浄化
アンゼリカ、バーチ、ボルネオカンファー、キャロット、カモミール、コモンセージ、サイプレス、フェンネル、ゲンチアナ、グレープフルーツ、ジュニパー、ラベンダー、レモン、オニオン、オレンジ、パセリ、ペパーミント、ローズマリー、サッサフラス、セイボリー、スイートフラッグ、ツヤ、ワイルドタイム、ウィンターグリーン
血液の粘度が薄くなる
キャロット、レモン、イヌラ
結膜炎、眼瞼炎、ものもらい
決して目に直接精油を点さないこと！
ハーブティーまたは水和したものを外用する場合：キャロット、クローブ、フェンネル、ジンジャー、カモミール、レモン、

ローズマリー

血尿（斑状出血）

　［打撲］参照

月経困難症（生理痛）

　［月経］参照

月経

　生理がこない場合：カモミール、コモンセージ、コモンタンジー、サイプレス、エレカンペーン、ミント、マグワート、オレガノ、タージティズ、タイム

　生理が軽い場合：アニス、バジル、キャラウェイ、キャロット、コモンセージ、クミン、フェンネル、ラベンダー、ラビッジ、メリッサ、ミント、マグワート、ナツメグ、パセリ、ローズマリー、サントリナ、タイム、ワイルドタイム

　生理が重い場合：医師に相談すること。シナモン、サイプレス、ジュニパー、ラブダナム、ローズゼラニウム、テレピン。植物療法では、ハゴロモグサ、ミルフォイルのチンキ

　生理痛：アンゼリカ、アニス、カユプテ、カモミール、コモンセージ、クミン、サイプレス、エレカンペーン、ジュニパー、ラビッジ、ミント、マグワート、パセリ、ローズマリー、タラゴン、ワイルドタイム

　不順改善：カモミール、ミント、マグワート、パセリ植物療法ではマリーゴールド、ミルフォイルのチンキ

下痢（胃腸炎、赤痢）

　アンゼリカ、バジル、カナディアンエリゲロン、キャロット、カモミール、シナモン、クローブ、コモンセージ、ガーリック、ゲンチアナ、ジンジャー、ジュニパー、ラベンダー、レモン、メース、マージョラム、マートル、ナツメグ、オレンジ、ペパーミント、ローズゼラニウム、サンダルウッド、タンジー、ワイルドタイム

　植物療法の場合：コンフリー、ネトル

口臭
原因を明らかにする(肝臓、胃、歯)。アニス、カルダモン、カモミール、コリアンダー、フェンネル、レモン、ミント、オレンジ、スイートフラッグ、タイム、ワイルドタイム

高血圧
バジル、バーチ、カナディアンエリゲロン、キャロット、ユーカリレモン、ガーリック、ゴールセリア、ホーソン、イヌラ、ジュニパー、ラベンダー、レモン、マージョラム、メリッサ、ネロリ、ニオウリ、ナツメグ、ペパーミント、サッサフラス、スパイクラベンダー、タンジー、バーベナ、ウィンターグリーン、イランイラン

高コレステロール
アンゼリカ、カンファー、キャロット、クラリセージ、ウコン、エバーラスティングイタリカム、フェンネル、レモン、オニオン、ローズマリー、セージ、スパニッシュローズマリー、ラバンサラ

興奮
[呑気症]、[腸の激痛]参照

甲状腺腫
医師に相談すること。ガーリック、オニオン、オレガノマージョラナ

外用：ラベンダー、ローズマリー

高塩素血症(血中の塩素イオンの増加)
バーチ、エルダー、フェンネル、イヌラ、オニオン、パセリ

更年期障害
アニス、カモミール、チャイニーズアニス、クラリセージ、コモンセージ、サイプレス、ガーリック、ホーソン、ジュニパー、ラベンダー、マンダリン、ネロリ、オレンジ、パセリ、ペパーミント、ローズマリー、バレリアン

睾丸炎
医師に相談すること。カモミール、レモン、オレガノ、セイボ

リー、セントジョンズワート

口内炎（口の粘膜の炎症）
［歯茎］も要参照。ジュニパー、ローレル、レモン、ローズゼラニウム、セージ、ストエカスラベンダー、タンジー、ティートリー

骨軟化症
アンゼリカ、バジル、キャロット、カモミール、コモンセージ、ジンジャー、ホースラディッシュ、ジュニパー、ラベンダー、レモングラス、マイルドタイム、ナツメグ、オニオン、パセリ、ペパーミント、ローズマリー、セイボリー、ワイルドタイム

コレラ
ブッシュローズマリー、ラバンサラ

コンジローム（肛門や性器に生じるイボ状の突起物）

コモンセージ、ユーカリポリブラクテア、タイム（マイルド）、ニアウリ

坐骨神経痛
［神経痛］参照

痤瘡（にきび）
ベンゾイン、カルダモン、コモンセージ、ユーカリラジアタ、ジュニパー、ラベンダー、レモン、パルマローザ、パチュリ、プチグレン（ビターオレンジ）、サンダルウッド

サナダムシ
［寄生虫］、［腸］参照

痔
［出血］も要参照。刺激のない食事。外用としてラベンダー

耳炎（外耳、中耳炎）
医師に相談すること

内用：カモミール、シナモン、ユーカリラジアタ、ガーリック、ラベンダー、マイルドタイム、ニアウリ、オニオン

外用：ユーカリラジアタ、ラベンダー（植物オイルにほんの少しだけ希釈）

子宮炎

　［白血球漏出］も要参照。ユーカリラジアタ、フェンネル、レモン、オレガノ、セイボリー

子宮炎

　医師に相談すること。カナダバルサム、カモミール、クラリセージ、メリッサ、パセリ

　植物療法：ハゴロモグサ、ミルフォイル

　刺激剤として：クローブ、フランキンセンス、メリッサ、マグワート、ミルラ、ナツメグ、ペニーロイヤル

刺激作用

　白血球の増加：レモン、タイム

　脳：バジル、クローブ、ナツメグ、オニオン、ローズマリー、セイボリー、タイム

　血液の循環：キャラウェイ、シナモン、コモンセージ、ガーリック、ナツメグ、タイム

　消化器：アニス、キャラウェイ、カモミール、フェンネル、ガーリック、ジュニパー、バーベナ

　呼吸器系：アニス、カモミール、シナモン、ガーリック、パイン、ラバンサラ

　神経系：バジル、フェンネル、ジュニパー、レモン、オニオン、ペパーミント、ローズマリー、セージ、タイム

　全般：アニス、カモミール、クローブ、コモンセージ、コリアンダー、ユーカリ、フェンネル、ガーリック、ゼラニウム、ジュニパー、ラベンダー、レモン、ナツメグ、オニオン、ペパーミント、ローズマリー、サッサフラス、セイボリー、タラゴン、タイム

失声症

　サイプレス、レモン、タイム

湿疹

　乾燥性の湿疹の場合：ベルガモット、キャロット、カモミール、コモンセージ、ヒソップ、ラベンダー、ローズゼラニウム、ロ

ーズマリー

　じくじくした湿疹の場合：ケード（外用）、キャロット、カモミール、コモンセージ、ヒソップ、ジャニパー、ミルラ、ローズマリー、サッサフラス

失神

　外用：ホースラディッシュ、メリッサ、ミント、マスタード

失声

　［失声症］、［かれ声］参照

しもやけ

　ボルネオカンファー、シダー、セロリ、カモミール、ラベンダー、レモン、ニアウリ、オニオン、ペルーバルサム、ローズゼラニウム、スパイクラベンダー、冷たい足浴を1日2回

しゃっくり

　アニス、カーラミント、キャラウェイ、コリアンダー、クミン、ディル、フェンネル、マンダリン、マージョラム、メリッサ、オレガノ、タラゴン

斜頚（首が曲がっている）

　ボルネオカンファー、シナモン、マージョラム

　外用：カンファー、カモミール、ラベンダー、マージョラム、テレピン

弱視

　内用：キャロット、カモミール、パセリ、ローズ、ローズマリー

　植物療法：キャロット、ブルーベリー

出産

　安産：クローブ、マグワート、ナツメグ、セージ、植物療法の場合はハゴロモグサ

　［子宮］の「刺激」の項も要参照

出血

　医師に相談すること。ベルガモット、シナモン、サイプレス、ジュニパー、ラベンダー、レモン、ローズゼラニウム、スパイ

クラベンダー、タイム、ワイルドタイム

臭鼻症（かさぶたによる鼻の粘膜異常、嗅覚の衰え）

血液の浄化。クラリセージ、コモンセージ、ユーカリラジアタ、ガーリック、パセリ

腫瘍

［癌］参照

授乳

母乳が出るよう刺激する場合：アニス-ラバンサラ、アニス、キャラウェイ、コモンセージ、クミン、ディル、フェンネル、ローレル、パセリ、ペパーミント、バーベナ

母乳を止める場合：チャービル、コモンセージ、ローレル、パセリ、ペパーミント、セントジョンズワート

循環器の衰え

アガスタック、アニス、バジル（ラージリーフ）、ベイ、バーチ、ビターオレンジ、キャロット、シダー、カモミール、シナモン、シトロンレモン、コモンセージ、エレカンペーン、ファー、ガーリック、イヌラ、ジュニパー、レモン、ミント、ナツメグ、オニオン、オレンジ、プチグレン（コンババ）、パイン、ローズゼラニウム、ローズマリー、セイボリー、タンジェリン、ティートリー、タイム、バーベイン

食欲不振（心因性によるもの）

［食欲の減退］参照

食欲の減退

キャラウェイ、キャロット、カモミール、コモンセージ、コリアンダー、フェンネル、ガーリック、ジンジャー、ジュニパー、レモン、オレガノ、タラゴン

症状の重い風邪

［循環器の衰え］参照

消化器系の病気

アニス、バジル、ビターオレンジ、キャラウェイ、カモミール、

シナモン、クローブ、コモンセージ、コリアンダー、クミン、ディル、フェンネル、ジンジャー、ヒソップ、ジュニパー、ラベンダー、レモン、マージョラム、メリッサ、ミント、ナツメグ、オレガノ、ローズマリー、セイボリー、スイートフラッグ、タラゴン、タイム、バーベナ、ワイルドタイム

消化力が弱い場合：ベルガモット、キャラウェイ、クラリセージ、オレガノ、ペパーミント、ローズマリー、スイートフラッグ

消化不良の場合：アニス、バジル、ラベンダー、ペパーミント、セントジョンズワート、スイートフラッグ

消化不良

［膨満］、［消化］参照

消化不良

［消化器系の病気］参照

しょうこう熱

［はしか］参照

静脈炎

医師に相談すること。アニス、サイプレス、エバーラスティングイタリカム、レモン、マスティックツリー、バージニアジュニパー

静脈洞炎

毒性のない食事。ボルネオカンファー、カーラミント、カンファー、カモミール、ユーカリ、アイリス、ジュニパー、ラバンジン、ラベンダー、レモン、ミント、ニアウリ、パイン、タージティズ、タンジー、タイム

静脈瘤

ヒソップ、アンゼリカ、カユプテ、カモミール、クラリセージ、サイプレス、ユーカリラジアタ、ガーリック、スパイクナード、ジュニパー、ラベンダー、レモン、マスティックツリー、ニアウリ、オニオン、パチュリ、ローズゼラニウム、ローズマリー、サンダルウッド、タンジー、タイム

植物療法：オオアザミ、ウィッチヘーゼル、インディアンチェストナッツ、ワイルドパンジー、レッドワイン

シラミ

［寄生虫］、［皮膚］参照

自律神経失調症

ラブダナム、ローレル、レモングラス、マウンテンジュニパー、ペパーミント、プチグレン（ビターオレンジ、レモン）、スイートマージョラム、タラゴン、ワイルドタイム

脂漏症（皮脂腺から過剰な分泌物がでる）

［髪のケア］参照

痔ろう

ラベンダー、ニアウリ

しわ

キャロット、クラリセージ、レモン、ネロリ、オレンジ、パルマローザ、パチュリ、ローズ、ローズウッド

心臓（心拍の乱れ）

［動悸］参照

神経過敏

アキレアリガスティカ、ヒソップ、アンゼリカ、アニス、バジル、カモミール、シトロンレモン、サイプレス、ジュニパー、ラベンダー、レモン、マージョラム、オレンジ、スパイクラベンダー、タンジェリン

真菌症（水虫感染）

肝臓と腸内の細菌叢を治療する。キャロット、コモンセージ、ローレル、ラバンジン、ラベンダー、ラビッジ、マンダリン、マスタード、ミルラ、ナナミント、ニアウリ、パチュリ、ローズウッド、セイボリー、タンジェリン、タンジー、ティートリー、タイム、ウッドミント

神経衰弱

［不安］、［無力症］、［鎮静作用］参照

神経系（均衡回復）
　サイプレス、ゲンチアナ、マージョラム、ローズマリー、スパイクラベンダー

神経質
　［神経過敏］、［鎮静作用］参照

痛み
　歯の痛み：カユプテ、クローブ、ジュニパー、ナツメグ、ペパーミント
　顔面の痛み：カモミール、ゼラニウム、ペパーミント（目の周囲は避けること）
　坐骨神経痛、腰痛、肋間神経痛：アニス、ボルネオカンファー、カモミール、ユーカリ、ジンジャー、ジュニパー、ラバンジン、ラベンダー、マージョラム、ナツメグ、パイン、ローズマリー、サッサフラス、スパイクラベンダー、テレピン、ベチバー、ワイルドタイム

神経衰弱
　［無力症］参照

神経炎（神経系の炎症）
　医師に相談すること。セイヨウノコギリ草、クローブ、コモンセージ、コルクウッド、ゴールデンロッド、ローレル、メリッサ、マウンテンジュニパー、オレガノ、ペパーミント、ローズマリー、スパイクラベンダー、タンジー、タラゴン、タイム、バーベナ

神経症（神経系の不調）
　バジル（オイゲノール）、スイートマージョラム
　心膜炎（心膜、心臓を囲む膜質囊の炎症）
　医師に相談すること。バーチ、ゴールデンロッド、ジュニパー、オニオン

痙攣
　［鎮静剤］も要参照
　消化器系の場合：アンゼリカ、アニス、バジル、カユプテ、キ

ャラウェイ、コリアンダー

胃の場合：シナモン、マージョラム、メリッサ、ペパーミント

腸の場合：アニス、ベルガモット、カユプテ、キャラウェイ、カモミール、シナモン、クローブ、ガーリック、ジュニパー、ラベンダー、ライム、マートル、ナツメグ、ペパーミント、パイン、セイボリー、セントジョンズワート、ティートリー、テレピン、ワイルドタイム

脈管・血管の場合：サイプレス、ガーリック

腎臓と膀胱の不調

[膀胱感染]、[腎炎]も要参照。アンゼリカ、バーチ、ブーク、カユプテ、カナダバルサム、カモミール、クローブ、コモンセージ、コパイババルサム、クベバ、フェンネル、グアヤック、ガーシャン、ジュニパー、ラベンダー、レモン、ニアウリ、ナツメグ、オニオン、ペパーミント、ペルーバルサム、パイン、ローズマリー、サンダルウッド、サッサフラス、テレピン、タイム、トールバルサム、ワイルドタイム

腎臓結石

バーチ、コモンセージ、エレカンペーン、ユーカリ、フェンネル、ガーリック、ヒソップ、ジュニパー、レモン、ローズゼラニウム、ワイルドタイム

腎炎（腎臓の炎症）

アンゼリカ、バーチ、カユプテ、カナディアンエリゲロン、キャロット、カモミール、ユーカリ、フェンネル、ジュニパー、ラベンダー、レモン、ニアウリ、ペパーミント、ローズマリー、タイム、ワイルドタイム

蕁麻疹

原因を明らかにして治療

[肝臓]、[利尿作用]、[血液の浄化]も要参照

抗ヒスタミン薬。刺激のない食事。ベンゾイン、ベルガモット、コモンセージ、ジュニパー、ラベンダー、ミルラ、パルマ

ローザ、パイン、ローズ、スパイクラベンダー

腎盂炎
エバーラスティングギムノック、パイン、セントジョンズワート、タイム、テレピン

水腫
医師に相談すること。バーチ、ガーリック、ジュニパー、オニオン、パセリ、テレピン

髄膜炎（細菌またはウイルスによる炎症）
すぐに医師に相談すること！　シナモン、コモンセージ、レモン、タイム

頭痛
［偏頭痛］参照

性欲促進
アニス、ボルネオカンファー、シダー、シナモン、クラリセージ、クローブ、ジンジャー、ジュニパー、ミント、ネロリ、ナツメグ、パイン、ローズ、ローズマリー、サンダルウッド、セイボリー、バーベナ、イランイラン

精神無力症
［不安］、［鎮静作用］も要参照。アニス、バジル、ラベンダー、マージョラム、セージ、タイム、バレリアン、ワイルドタイム

生殖不能
ボルネオカンファー、コモンセージ、コリアンダー、ヒソップ、ジュニパー、ナツメグ、パセリ、ペパーミント、ローズ、ローズゼラニウム、セイボリー

精巣の機能不全
コンババ

咳
［気管支炎］も要参照
チャイナアニス、サイプレス、エレカンペーン、イヌラ、スパイクラベンダー、タラゴン、トールバルサム

咳の発作、百日咳の場合：アニス、サイプレス、ユーカリ、オレガノ、タイム、バレリアン

舌炎（舌の炎症）

[歯茎]も要参照。コモンセージ、レモン、ジュニパー、ペパーミント、ローズ、ローズゼラニウム

セルライト

[ダイエット]参照

繊維腫（良性の繊維性腫瘍）

医師に相談すること。コモンセージ、サイプレス、オレガノ
植物療法の場合：コンフリー、ミルフォイル、ネトル

腺病（慢性のリンパ腺の病気、食習慣が原因であることが多い）

[リンパ節]、[貧血]も要参照。キャロット、シダー、セロリ、ラベンダー、オニオン、パイン、ホースラディッシュ、コモンセージ、タイム

喘息

アンゼリカ、ボルネオカンファー、カユプテ、キャロット、コモンセージ、エレカンペーン、ユーカリ、フェンネル、ガーリック、ヒソップ、アイリス、ランタナ、ラベンダー、レモン、マージョラム、メリッサ、ニアウリ、オニオン、オレンジ、オレガノ、パセリ、ペニーロイヤル、ペパーミント、パイン、サザンウッド、セントジョンズワート、タンジーアニュアル、タラゴン、タイム、バレリアン、バーベナ、ビスナーガ

神経性の喘息の場合：アンゼリカ、アニス、セイボリー、バレリアン、鎮痙効果

全腸炎

[腸]参照

前立腺肥大

医師に相談すること。ヒソップ、バーチ、ブーク、サイプレス、グリーンマートル、ロングリーフバジル、オニオン、ペパーミ

ント、スパイリア、ツヤ、トールバルサム

植物療法：クマコケモモ、ヘザー、ホーステイル

感染症の場合：バーチ、ブーク、コモンパイン、ジュニパー、マートル

帯状疱疹

医師に相談すること。ベンゾイン、キャロット、クローブ、コモンセージ、サイプレスとマグネシウム、ユーカリ、ジュニパー、ラベンダー、ミント、ミルラ、ニアウリ、ラバンサラ、ローズゼラニウム、ローズマリー、スパイクラベンダー、ツヤ、タイム、ウィンターグリーン

体重の減少

医師に相談すること。食欲に刺激を与え、濃い精油を使用：キャロット、コモンセージ、ジンジャー、オニオン、ローズマリー

植物療法：フェヌグリーク・シード、ビタミンB群

大腸炎

［腸］参照

ダイエット（セルライト、肥満）

ホルモンを検査する必要あり。バジル、セロリ、コモンセージ、ガーリック、グレープフルーツ、ジュニパー、ラベンダー、レモン、オニオン、オレンジ、オレガノ、ローズマリー、タイム

外用：シダー、サイプレス、ジュニパー、オレガノ

多血症（血液過多で体内に流動する）

医師に相談すること。発汗治療。バーチ、エルダー、ホースラディッシュ、ヒソップ、ジュニパー、マスタード、オニオン

脱毛

［禿頭］参照

脱臼

［打撲］参照

ダニ
　ラベンダー、マージョラム（刺された部分に直接、1滴たらす）

多発性硬化症
　ブッシュローズマリー、ヒソップ、ラブダナム、マートル、バーベナ

多発性関節炎
　バジル、パセリ、カユプテ、クローブ、コモンセージ、ユーカリ、ゴールテリア、ラブダナム、ニアウリ、セイボリー、ウィンターグリーン

打撲傷、捻挫、脱臼
　カモミール、シナモン、コモンセージ、ディル、エバーラスティングイタリカム、ヒソップ、ラベンダー、メース、ローズマリー、スパイクラベンダー、タイム
　植物療法では、アルニカチンキ

タムシ
　［皮膚の病気］参照。ベンゾイン、バーチ、キャロット、カモミール、コモンセージ、エルダー、レモン、ペルーバルサム、ローズゼラニウム、トールバルサム、バーベナ

多量出血
　［出血］参照

蛋白（尿、腎不全）
　カナディアンエリゲロン、ジュニパー

胆汁
　生産量不足の場合：アニス、ボルドー、カモミール、ラベンダー、ローズマリー。植物療法では、チコリ、ダンデライオン
　十分に流動しない場合：ボルドー、キャロット、レモン、ローズマリー。植物療法では、アーティチョーク、ゴボウ、チコリ
　放出を促進する場合：キャロット、ペニーロイヤル。植物療法では、コンブレタム、エウパトリウムカンナビヌム、ノコギリソウ、ラディッシュ

胆嚢炎

［胆嚢］も要参照

ボルドー、ボックスウッド、コモンパイン、ユーカリ、メリッサ、マウンテンパイン、オレンジ、ペパーミント、ローズマリー、タイム、バレリアン

胆嚢

［肝臓］、［胆石］も要参照

アキレアリガスティカ、アニス、バジル、ボルドー、カーラミント、キャラウェイ、キャロット、カモミール、コンババ、ディル、エレカンペーン、フェンネル、ヒソップ、ジュニパー、ラベンダー、レモン、ラビッジ、マンダリン、メリッサ、マグワート、ナツメグ、オニオン、ペパーミント、ローズマリー、セージ、セイボリー、スパイクラベンダー、タイム、ターメリック、バーベナ、ワイルドタイム

胆石

バーチ、ボルドー、キャロット、キャットミント、フェンネル、ジュニパー、レモン、ナツメグ、オニオン、パイン、ローズマリー、テレピン

膣炎

カナダバルサム、セイロンシナモン、カモミール、クラリセージ、ユーカリグロブルス、パルマローザ、パセリ、ペルーバルサム、ローズウッド、サンダルウッド

聴力障害、聴力の低下

キャラウェイ、カモミール、フェンネル、ガーリック、レモン、オニオン、セイボリー

外用：オリーブオイルまたはアーモンドオイルで希釈（5パーセント）

腸炎

［下痢］参照

腸痙攣

アンゼリカ

腸内寄生虫

［寄生虫］参照

腸（大腸炎、前腸炎、炎症、感染症）

アニス、バジル、ベイ、ベルガモット、カユプテ、クベバ、カモミール、シナモン、コンババ、ジュニパー、ラバンジン、ラベンダー、リーク、メース、マスタード、ミルラ、ニアウリ、ナツメグ、パチュリ、ペパーミント、ローズゼラニウム、ローズマリー、セイボリー、タイム、バーベナ、ワイルドタイム、イランイラン

腸内寄生虫

アニス、ベルガモット、カユプテ、キャラウェイ、カルダモン、カモミール、シナモン、クローブ、コモンタンジー、ディル、ユーカリ、フェンネル、ガーリック、ゲンチアナ、グースフット、ヒソップ、ラベンダー、レモン、メース、マグワート、マスタード、ミルラ、ネロリ、ニアウリ、ナツメグ、オニオン、ペニーロイヤル、ペパーミント、サントリナ、セイボリー、ストロングタイム、タージティズ、タンジー、タラゴン、ツヤ、テレピン、ワイルドタイム

線虫：グースフット

鉤虫：グースフット、タイム

回虫：カモミール、ユーカリ、ガーリック、グースフット、マグワート、サントリナ、タイム

ぎょう虫：カモミール、ユーカリ、ガーリック、グースフット、レモン、マグワート、タイム

サナダムシ：ガーリック、タイム、テレピン。植物療法ではパンプキンシード

ベン虫：タイム、カモミール。植物療法ではジョチュウギク、タンジー

腸チフス

医師に相談すること。ボルネオカンファー、シナモン、ガーリック、ラベンダー、レモン、タイム

鎮痛薬（痛みを和らげる）

アンゼリカ、アニス、バジル、ボルネオカンファー、カモミール、クローブ、コモンセージ、ユーカリ、エバーラスティング、フェンネル、ゴールテリア、ジンジャー、ローレル、ラバンジン、マージョラム、ミント、ナツメグ、オレガノ、ラバンサラ、ローズゼラニウム、サッサフラス、セイボリー、タンジー、タイム、ワイルドタイム

鎮静作用

＊下記に挙げた精油はどれも全般的に効果はあるが、特に効果がある部分を〈括弧〉内で表示しています

アレキアリガスティカ〈リラックス効果〉、アンゼリカ〈神経、消化器〉、アニス〈神経、消化器、心臓と循環器、筋肉〉、バジル、ビターオレンジ〈横隔膜の下にある神経系〉、キャットミント、シトロンレモン〈神経〉、コモンセージ〈神経、消化器、呼吸器〉、コルクウッド、ユーカリレモン、エバーラスティングギムノック、フェンネル〈神経、消化器、不眠症〉、ジャイアントファー、ゴールデンロッド〈神経〉、薬用ヒソップ、スパイクナード、ラバンジン、ラベンダー〈脳脊髄の興奮、呼吸器、心臓、不眠症〉、レモンティートリー〈消化器〉、レモンタイム、マンダリン〈心臓と循環器、不眠症、交換神経系の調整〉、マージョラム〈精神、交感神経系、神経、消化器、生殖機能、不眠症〉、メリッサ〈興奮、神経的不眠症、偏頭痛、痙攣、めまい、喘息〉、ニアウリ、オレンジ〈神経、消化器、不眠症〉、プチグレン（コンババ）、プチグレン（マンダリン）、ラバンサラ、ローマンカモミール、サンダルウッド〈神経と精神〉、シーパイン、シベリアンパイン、スモールリーフセージ、スパイクラベンダー〈脳脊髄の過剰興奮〉、タンジェリン〈鎮静、リラックス〉、タン

ジー、ティートリー〈交感神経系と副交感神経系の調和〉、ツヤ〈泌尿器系、前立腺〉、タイム〈神経、消化器、痙攣〉、バーベナ〈神経、消化器、めまい〉、イランイラン〈呼吸器、動悸、異常興奮〉

痛風

［リウマチ］も要参照。肉を抜いた食事。トマト、ほうれん草、刺激物を避ける

バジル、バーチ、カユプテ、カナディアンエリゲロン、カモミール、エレカンペーン、ガーリック、ゲンチアナ、ジュニパー、レモン、パイン、ローズマリー、タイム

外用：パイン、サッサフラス、テレピン

ツツガムシ（ツツガムシ病）

［虫に噛まれる］参照

爪の脆弱

［無機質脱落］も要参照。レモン、イランイラン

爪周囲炎（爪周囲の化膿性炎症）

［膿腫］も要参照。キャロット、オニオン、ローマンカモミール

手足の痙攣

アニス、カモミール、コモンセージ、ゴールテリア、マージョラム、パセリ、バレリアン、イエローバーチ

外用：ボルネオカンファー、カンファー、ラバンジン、マージョラム、ペルーバルサム、ローズマリー

低血圧

シナモン、コモンセージ、ホーソン、ヒソップ、ペパーミント、ローズマリー、タイム

癲癇

医師に相談すること。バジル、カユプテ、マンダリン、メリッサ、パセリ、ローズマリー、マージョラム、テレピン（微量使用）、タイム

伝染病（感染予防）
　内用、外用、スプレー用：ユーカリ、ジュニパー、ラベンダー、レモン、ニアウリ、パイン、ティートリー、タイム

糖尿病
　医者に相談。キャロット、カモミール、シトロネラ、コモンセージ、ユーカルグロブルス、フェンネル、ゼラニウム、ジュニパー、ミント、オニオン、ローズマリー

動脈硬化
　リーク（ニラネギ）、ニアウリ、ビスナーガ

動脈炎
　ゴールデンロッド、レモングラス、ニアウリ

動悸
　アニス、アンゼリカ、カナンガ、キャラウェイ、ホーソン、スパイクナード、ラージリーフバジル、ラベンダー、ネロリ、オレンジ、ペパーミント、ローズマリー、スパイクラベンダー、タンジェリン、バレリアン、イランイラン

動揺、トラウマ、不慮の災難
　アンゼリカ、キャロット、コモンセージ、コリアンダー、エバーラスティングイタリカム、ジュニパー、セントジョンズワート
　植物療法：アルニカチンキ

禿頭
　シダー、カモミール、クラリセージ、コモンセージ、ラベンダー、レモン、ローズマリー、タイム、ワイルドタイム、イランイラン

乳痂（乳児の頭皮の脂漏）
　カモミール、ラバンジン、ラベンダー

乳頭腫
　［イボ］参照

尿毒症（血中の尿酸が増える）
　医師によるモニターが必要。アンゼリカ、バーチ、キャロット、コモンセージ、ユーカリ、フェンネル、ジュニパー、ラベ

ンダー、マージョラム、ミント、オニオン、パイン、ローズマリー、スイートフラッグ、タイム、ワイルドタイム

植物療法：アーティチョーク、ダンデライオン

尿道炎（尿管の炎症）

医師に相談すること。ベイ、ブーク、カユプテ、シダー、ユーカリ、フェンネル、ジャイアントファー、マイルドタイム、ミルラ、マートル、ニアウリ、パルマローザ、パセリ、パチュリ、ペルーバルサム、サンダルウッド、タンジー、ティートリー、トールバルサム、テレピン、ワイルドレモンライム

抜け毛（円形脱毛症）

［禿頭］も要参照。ガーデンセージ、クラリセージ

寝汗

［発汗］参照

熱

発熱が一日以上続く、または高熱の場合は医師に相談すること。アンゼリカ、ベルガモット、ボルネオカンファー、カユプテ、カモミール、シナモン、クローブ、サイプレス、ユーカリ、ガーリック、ジンジャー、レモン、ニアウリ、ローズマリー、セージ、タイム、ワイルドタイム、イランイラン

熱による水ぶくれ

外用：ベンゾイン、ベルガモット、ユーカリ、ラバンジン、ラベンダー、レモン、ローズゼラニウム

捻挫

［打撲］参照

膿瘍

熱を帯びた場合（膿をともなう急性感染）：オニオン

熱がない場合（炎症がなく、ゆっくり膿瘍ができる）：ケード、カンファー、カモミール、ガーリック、ジュニパー、ラベンダー、レモン、オリエンタルスイートガム、オレガノ、サンダルウッド、セイボリー、スパイクラベンダー、タイム、ワイルドタイム

膿痂疹（皮膚にできる硬い皮の湿疹）

［皮膚の病気］参照

飲み水の殺菌

レモン、ニアウリ（90パーセントのアルコールに1：10の割合で希釈したもの）

ノミ

［寄生虫］、［皮膚］、［虫にかまれる］参照

呑気症（空気の異常えん下、膨満）

アニス、バジル、キャラウェイ、シナモン、コモンセージ、コリアンダー、フェンネル、レモン、マージョラム、ミント各種、マートル、オレガノ、セイボリー、タラゴン、タイム

背痛

医師の診断が必要。外用：バーチ、ボルネオカンファー、カンファー、カモミール、ペルーバルサム、ベチバー、ウィンターグリーン

肺の不調

カユプテ、クローブ、コモンセージ、サイプレス、ユーカリ、フェンネル、ヒソップ、ラベンダー、シトロン、レモン、ニアウリ、プチグレン（ビターオレンジ）、パイン、サンダルウッド、ティートリー、テレピン

肺炎

医師に相談すること。発汗治療。ボルネオカンファー、ユーカリグロブルス、ホースラディッシュ、ラベンダー、レモン、マスタード、ニアウリ、パイン、トールバルサム

肺気腫

サイプレス、ユーカリ、ガーリック、ヒソップ、ラベンダー、オニオン、タンジー、タイム

肺結核

医師に相談すること。ベンゾイン、ボルネオカンファー、カユプテ、カナダバルサム、キャロット、クローブ、コモンセージ、

サイプレス、ユーカリ、ガーリック、ガーシャンバルサム、ホースラディッシュ、ジュニパー、マスタード、マートル、ネロリ、ニアウリ、ペッパー、ペパーミント、ペルーバルサム、パイン、ローズ、タイム、トールバルサム、テレピン

梅毒、淋病

医師に相談すること。ベルガモット、カユプテ、カナダバルサム、クベバ、グアヤック、ガーリック、ジュニパー、レモン、ニアウリ、パセリ、ペッパー、ペルーバルサム、パイン、サンダルウッド、サッサフラス、オリエンタルスイートガム、トールバルサム、テレピン

吐き気

［嘔吐］も要参照。原因を明らかにする。刺激のない食事。アンゼリカ、マージョラム、ペパーミント、ローズマリー、セントジョンズワート、バレリアン

白内障

医療に助けを求める。内用：ジンジャー、ラーチ、ファインラベンダー

アロマ・ハイドロレイトの場合（外用）：ジンジャー

歯茎の出血

［歯茎の炎症］参照

歯茎の炎症

セイロンシナモン（樹皮）、フェンネル、レモン、オレガノ、ローズゼラニウム、セージ、ティートリー

はしか、風疹、しょうこう熱、疱瘡

アンゼリカ、ベルガモット、ボルネオカンファー、カユプテ、カンファー、カモミール、シナモン、サイプレス、ユーカリ、ガーリック、ラブダナム、ラベンダー、ニアウリ、ナツメグ、ペパーミント、ラバンサラ、スパイクラベンダー、タイム

発汗障害（手足の指先にできるかゆい疱疹）

バーチ、ジュニパー、パセリ、ローズマリー

外用：サイプレス、ラベンダー、パイン、セージ

白血球漏出
刺激のない食事。ベンゾイン、カユプテ、カモミール、シナモン、コモンセージ、コパイババルサム、クベバ、ユーカリ、フランキンセンス、ジュニパー、ラベンダー、レモン、マイルドタイム、ニアウリ、パセリ、ペパーミント、ローズマリー、サンダルウッド、サッサフラス

歯のケア
［無機質脱落］も要参照。カモミール、クローブ、レモン、セージ、タイム

植物療法：ホーステイル

半身麻痺
医学的治療のサポートが必要。サイプレス、スイートクローバー、バレリアン

鼻咽頭炎
［扁桃腺］参照

鼻炎
［風邪］参照

脾臓不全
ペパーミント、セントジョンズワート、バーベナ、ウッドミント

植物療法：セイヨウイソノキの樹皮、ガーデンソレル、オオアザミ

皮膚の寄生虫（シラミ、ダニ）
ケード、カナダバルサム、カモミール、シナモン、クローブ、コモンタンジー、ユーカリ、ローレル、ラベンダー、レモン、レモングラス、マスタード、ニアウリ、ナツメグ、オリエンタルスイートガム、オレガノ、ペニーロイヤル、ペパーミント、ペルーバルサム、ローズゼラニウム、ローズマリー、スパイクラベンダー、スイートタイム、タイム、テレピン、ワイルドタイム

皮膚と顔のケア

ベンゾイン、ベルガモット、キャロット、シダー、カモミール、ユーカリ、アイリス、ジュニパー、ラバンジン、ラベンダー、レモン、ミルラ、ニアウリ、オレンジ、パルマローザ、パチュリ、ローズ、ローズゼラニウム、ローズマリー、ローズウッド、サンダルウッド、スパイクラベンダー、ベチバー、イランイラン

オイリー肌：ベンゾイン、キャロット、カモミール、コモンセージ、ラベンダー、マージョラム、オレンジ、オレガノ、パチュリ、ウッドミント

乾燥肌：ベンゾイン、キャロット、コモンセージ、ジュニパー、レモン、オレガノ、パルマローザ、パチュリ、ローズマリー

肌の汚れ（ニキビ）：カユプテ、クラリセージ、コモンセージ、ラベンダー、パルマローザ、パチュリ、ローズゼラニウム、サンダルウッド、セントジョンズワート

しわ：キャロット、ラベンダー、レモン、オレンジ、オレガノ、パルマローザ、パチュリ、ローズゼラニウム、ローズ、ローズマリー、サンダルウッド

しわ防止オイル：キャロット、オレガノ、ローズマリー各2 mlを、小麦麦芽オイル、アーモンドオイル、オリーブオイルそれぞれ30mlと混ぜる。または、ラベンダー、レモン、ローズゼラニウム各2 mlと小麦麦芽オイル、セサミオイル、サンフラワーオイルそれぞれ30mlと混ぜる

皮膚の病気（皮膚病）

刺激のない食事、血液の浄化。アンゼリカ、ベンゾイン、ベルガモット、バーチ、ボルネオカンファー、ケード、カンファー、カナダバルサム、キャロット、シダー、カモミール、クラリセージ、クローブ、コモンセージ、サイプレス、エレミ、ユーカリ、ガーリック、ガーシャン、ヒソップ、フランキンセンス、ローレル、ラバンジン、ラベンダー、レモン、ミント、マスタード、

ミルラ、マートル、ネロリ、ニアウリ、ナツメグ、オニオン、オレンジ、オリエンタルスイートガム、オレガノ、パルマローザ、パセリ、パチュリ、ペルーバルサム、ローズ、ローズゼラニウム、ローズマリー、サンダルウッド、スパイクラベンダー、タンジー、ツヤ、タイム、トールバルサム、テレピン、ワイルドタイム、イランイラン

皮膚細胞の再生と成長

バジル、ヒソップ、ツヤ

植物療法：アイスランドライカン、オイスターシェル、ソーレルの根

肥満

［ダイエット］、［利尿作用］参照

百日咳

アニス、バジル、カモミール、サイプレス、ユーカリ、ガーリック、ラベンダー、ニアウリ、パイン、ローズマリー、タイム、ワイルドタイム

日焼け

火傷とおなじ精油を使用するが、オイルで希釈する（アーモンド、オリーブ、セサミオイルのいずれかに25パーセントの割合）

疥癬

シナモン、クローブ、ガーリック、ラベンダー、レモン、ペパーミント、ローズマリー、タイム、テレピン

疲労

［無力症］、［貧血］参照

貧血（赤血球の減少）

アンゼリカ、バジル、キャロット、カモミール、コモンセージ、フェンネル、ゴールデンロッド、レモン、オレガノ、パセリ、ローズマリー、セイボリー、タイム、ワイルドタイム

不安（自律神経の不均衡）
 アンゼリカ、アニス、バジル、キャットミント、クリーピングヒソップ、ユーカリカマルドレンシス、フェンネル、フランキンセンス、ラベンダー、マージョラム、メリッサ、ネロリ、プチグレン（コンババ）、タンジェリン、タイム、バレリアン、バーベナ

不安の増大
 キャロット、レモン、オニオン、パセリ
 植物療法：コンフリー、ホースラディッシュ、ネトル

不感症
 ［インポテンツ］参照

腹部の激痛
 医師に相談すること
 腸の場合：アニス、バジル、ベルガモット、キャラウェイ、カモミール、コモンセージ、クミン、ヒソップ、ジュニパー、マージョラム、メリッサ、ペパーミント、ローズマリー、セイボリー、ワイルドタイム
 胆石の場合：アニス、ボルドー、コモンセージ、フィールドミント、ジュニパー、ナツメグ、ペパーミント、パイン、ローズマリー、タイム、ビスナーガ
 腎臓の場合：バーチ、シトロンレモン、コモンセージ、ユーカリ、ジュニパー、ペパーミント、ビスナーガ

ふけ症
 ［髪のケア］参照

不整脈
 ［動悸］参照

不眠症
 精神的なものが原因の場合：アンゼリカ、アニス、バジル、マージョラム、メリッサ、プチグレン（コンババ）、タンジェリン、バレリアン、バーベイン
 消化器系の不調が原因の場合：アンゼリカ、アニス、バジル、

カモミール、ラベンダー、マンダリン、マージョラム、メリッサ、オレンジ、バーベナ

肝臓が原因(夜中に目覚めてしまう)場合：ボルドー、フェンネル、ジュニパー

心臓や循環器系の病気、呼吸器系の不調が原因の場合：アニス、ホーソン、ラベンダー、タイム、バレリアン

ヘビに噛まれる

医師に相談すること。抗毒血清。ラベンダー、オニオン。

ヘルペス(顔や生殖器に水疱が発生するウイルス性の皮膚病)

レモン、ローズゼラニウム、セイボリー

外用：ヒソップ、ジュニパー、ラベンダー、セイボリー

偏頭痛

原因を明らかにする(肝臓障害、消化器系障害、便秘、高血圧、背痛)

[鎮静作用]、[不眠症]も要参照。アニス、バジル、カモミール、ユーカリ、ラベンダー、レモン、マージョラム、メリッサ、オレンジ、ペパーミント、ローズマリー

扁桃腺

バジル(オイゲノール)、カモミール、クローブ、コモンセージ、ユーカリ、グリーンマートル、イヌラ、ローレル、ラベンダー、レモン、ニアウリ、ペッパー、ローズ、ティートリー

連鎖球菌(ノドに白い発疹ができる)

カモミール、レモン、ニアウリ、パセリ、ラバンサラ

狭心症

アニス

潰瘍性偽膜性アンギナ

ペパーミント

便秘

キャロット、カモミール、コリアンダー、フェンネル、ジュニパ

ー、オレンジ、ローズ、ローズマリー、タラゴン、テレピン、ワイルドタイム

放射線治療による火傷の予防

ニアウリ、ティートリー

蜂巣炎（細胞組織の炎症）

医師に相談すること。［膿腫］も要参照

防腐剤（内用、外用）

ほとんどの精油に防腐効果があるが、特に効果があるのは、アニス、スパイクラベンダー、ベルガモット、ボルネオカンファー、ケード（外用）、カユプテ、キャラウェイ、カモミール、シナモン、クローブ、ユーカリ、ガーリック、フランキンセンス、ジュニパー、ラベンダー、レモン、ミント、ニアウリ、オレガノ、セイボリー、スパイクラベンダー、ティートリー、タイム

膀胱感染

ベイ、ベルガモット、ボルネオカンファー、カユプテ、カナダバルサム、キャットミント、シダー、カモミール、シナモン、クローブ、コパイババルサム、コリアンダー、クベバ、ユーカリ、ファー、ガーシャン、ヒソップ（クリーピング）、イヌラ、ジュニパー、ラージリーフバジル、ラベンダー、レモン、ミント、ミルラ、マートル、ニアウリ、オレガノ、パルマローザ、パセリ、パチュリ、ペッパー、ペルーバルサム、パイン、ローズマリー（シネオール）、サンダルウッド、サッサフラス、セイボリー、スプルース、スイートフラッグ、ティートリー、タイム各種、トールバルサム、テレピン、ワイルドタイム

膨満

［呑気症］参照

乏尿症（排尿量が少ない）

医師に相談すること。水とハーブティーを飲む。アニス、バーチ、キャロット、コモンセージ、フェンネル、ジュニパー、ラベンダー、ラビッジ、ミント、オニオン、スパイリア、タイム、ワ

イルドタイム

ほてり

コモンセージ、サイプレス、バレリアン［更年期障害］も要参照

骨

［無機質脱落］、［軟骨化症］参照

ポリープ

バジル、ツヤ

麻痺

バジル、カモミール、コモンセージ、ローレル、マージョラム、メリッサ、ナツメグ、ローズマリー、タイム、ウッドミント

結果としての麻痺症状：カモミール、ジュニパー、ラベンダー、ローズマリー

パーキンソン氏病：ローズマリー、バレリアン、アルニカチンキ

マラリア

アンゼリカ、ベルガモット、バーチ、シナモン、クローブ、サイプレス、ユーカリグロブルス、ゲンチアナ、ローレル、レモン、レモングラス、ニアウリ、ナツメグ、オレガノ、パセリ、セイボリー、カモミール、バレリアン、バーベナ

水疱瘡

［はしか］参照

耳鳴り

可能性のある原因を明らかにする（高血圧、動脈硬化、肝臓病など）、メリッサ、マートル、オニオン

無機質脱落（カルシウム不足）

セロリ、コモンセージ、ラベンダー、レモン、ローズマリー

植物療法の場合：コンフリー、ホーステイル、ネトルまた、炭酸マグネシウム、花粉

無月経

［月経］参照

虫にかまれる、刺される

ベルガモット、カモミール、コモンセージ、サイプレス、ラバンジン、ラベンダー、レモン、ニアウリ、ナツメグ、オニオン、パルマローザ、パチュリ、ペパーミント、ローズゼラニウム、サッサフラス、スパイクラベンダー

胸

胸を大きくする：チャービル、クミン、フェンネル、ミント、パセリ、ローズゼラニウム

乳腺炎の場合：パセリ

乳頭の陥没：ベンゾイン、ボルネオカンファー、キャロット、フランキンセンス、レモン、オニオン、ペルーバルサム、サンダルウッド、テレピン

胸やけ

刺激のない食事。カモミール、コモンセージ、イヌラ、ジュニパー、レモン、ペパーミント、セントジョンズワート、スイートフラッグ

植物療法：コンフリー、ゲンチアナ、ミルフォイル

無力症（疲労）

一般的疲労の場合：アンゼリカ、アニス、バジル、ビュープレウム、カーラミント、キャロット、カモミール、シナモン、コモンセージ、ユーカリ、フェンネル、ジンジャー、ジュニパー、ラベンダー、レモン、メース、マージョラム、メリッサ、ミント、ナツメグ、パセリ、セイボリー、タイム、ベチバー、ワイルドタイム

精神的疲労の場合：バジル、クローブ、ローズマリー、セイボリー、タイム

インフルエンザの場合：シナモン、レモン、コモンセージ、タイム

神経衰弱の場合：アンゼリカ、バジル、メリッサ目

［結膜炎］参照。決して精油を直接点眼しないこと

めまい

医療の診断が必要。アンゼリカ、アニス、バジル、ビターオレンジ、カンファー、キャラウェイ、カルダモン、カモミール、ホーソン、ラベンダー、レモン、マンダリン、マージョラム、メリッサ、マグワート、ニアウリ、オレガノ、ペパーミント、ローズマリー、セージ、スイートライム、タイム

毛細血管の脆弱

アニス、キャロット、セロリ、グレープフルーツ、ホースラディッシュ、レモン、オレンジ、コモンオレガノ、ルー、タイム（ストロング）、チモール

火傷

軽い火傷の場合：次の薄めていない精油をそれぞれ同量づつ混ぜて患部に塗る。カモミール、コモンセージ、ユーカリ、ラベンダー、ニアウリ、ローズゼラニウム、ローズマリー

腰痛

カユプテ、カモミール、ユーカリ、ジンジャー、ラベンダー、マージョラム、サッサフラス、テレピン

卵巣不全

コンババ

卵管炎

カモミール、ユーカリ、レモン、オレガノ、サンダルウッド、セイボリー、セントジョンズワート。植物療法：ゴボウ、ハゴロモグサ

利尿作用

アニス、バーチ、キャラウェイ、コモンセージ、サイプレス、ディル、フェンネル、ガーリック、ジュニパー、ローレル、ラベンダー、レモン、オニオン、オレンジ、オレガノ、ペパーミント、ローズマリー、サッサフラス、セイボリー、スパイクラベンダー、スパイリア、タラゴン、タイム、テレピン、ワイルドタイム

リウマチ

　セイヨウノコギリ草、アンゼリカ、バジル（オイゲノール）、バーチ、ボルネオカンファー、カユプテ、カンファー、カナディアンエリゲロン、セロリ、カモミール、コモンセージ、サイプレス、ユーカリ、フェンネル、グアヤック、ガルバナム、ガーリック、ヒソップ、ジュニパー、ローレル、ラバンジン、ラベンダー、レモン、ラビッジ、メース、ミント、ニアウリ、ナツメグ、オニオン、オレガノ、ペッパー、プチグレン（コンババ）、パイン、ローズマリー、サッサフラス、セイボリー、タラゴン、タイム、テレビン、ベチバー、ワイルドタイム、ウィンターグリーン

リンパ節炎

　［リンパ節］、［腫脹］参照

リンパ節の拡大

　バーチ、キャロット、コモンセージ、ゴールデンロッド、マートル、ローズマリー、パイン

老化が早い

　バーチ、ボルネオール、キャロット、カモミール、クラリセージ、コモンセージ、ガーリック、ホースラディッシュ、ジュニパー、ラベンダー、レモン、マージョラム、ミント、ネロリ、ナツメグ、オニオン、オレンジ、パセリ、ローズマリー、セイボリー、ツヤ、タイム

狼瘡（結節状の皮膚の病気）

　医師に相談すること。クローブ、ローズマリー、セイボリー、タイム

　外用：ベンゾイン、フランキンセンス、ミルラ、ペルーバルサム

体内環境を整える治療法

　全体治療に適した精油のリストです。前のリストとあわせて活用してください。

エストロゲン
　月経を引き起こす女性ホルモン
延髄
　刺激作用：クラリセージ、ヒソップ、マイルドタイム
下垂体腺
　刺激作用：イヌラ、ニアウリ
　減少作用：ストーンシード
肝臓と肝機能
　［肝臓］参照
血管拡張作用
　ガーリック、ゴールテリア、ホーソン、ローズマリー
血管収縮作用
　サイプレス、レモン
月経
　月経の誘発：アンゼリカ、アニス、バジル、キャラウェイ、カモミール、シナモン、クミン、フェンネル、ヒソップ、ジュニパー、ランタナ、ローレル、ラベンダー、ラビッジ、マージョラム、ミント、マグワート、オレガノ、パセリ、ラバンサラ、ローズマリー、セージ、タラゴン、タイム、ベチバー、ワイルドタイム、ワームウッド
解熱剤
　アンゼリカ、バーチ、ボックスウッド、カモミール、コモンセージ、ユーカリ、ガーリック、ジンジャー、ジュニパー、ローレル、レモン、ニアウリ、オレンジ、パルマローザ、パチュリ、

セントジョンズワート、バレリアン、バーベナ
高血圧、低血圧
　　　［血圧］参照
甲状腺
　　刺激作用：アルガ（褐藻、コンブ）、マートル
　　植物療法：オート
　　縮小作用：カーラミント、クミン、フェンネル
　　調整（甲状腺腫）：オレガノ、スイートマージョラム
コレステロール対策
　　　［コレステロール］参照
視床下部
　　再生：ベルガモット
神経系
　　交感神経系
　　刺激作用：バジル、コモンセージ、レモン、リンデン、パイン、セイボリー
　　鎮静作用：アンゼリカ、ホーソン、ラベンダー、マンダリン、マージョラム、オレンジ、スパイクラベンダー、スイートクローバー、イランイラン
　　副交感神経系
　　刺激作用：クローブ、マージョラム、オレガノ、ローズマリー、バーベナ
　　鎮静作用：カユプテ、サイプレス、ヒソップ、タラゴン、ワイルドタイム
　　神経系の調整
　　コモンセージ、ゲンチアナ、レモングラス、ペパーミント、バーベナ
心臓
　　刺激作用：アニス、ボルネオカンファー、キャラウェイ、シナモン、ガーリック、ホーソン、イヌラ、ラベンダー、レモン、ロー

ズマリー

心拍の調整：[動悸]参照

腎臓
刺激作用：セロリシード、グレープフルーツ、ジュニパー、オニオン、オポポナックス、ペパーミント、タイム

調整：ユーカリデイビス

副腎皮質
刺激作用：バジル、ボルネオカンファー、セロリ、シナモン、クラリセージ、

コモンパイン、コモンセージ、ニアウリ、ローズ

回復：アンゼリカ、バーベナ、イランイラン

膵臓
刺激作用：レモン、エバーラスティングギムノック、ジュニパー、レモン、オニオン、プチグレン（レモン）、ローズマリー、タイム

体液
排出液：ユーカリラジアタ、利尿剤

植物療法：ゴボウ

胆汁促進薬（肝臓機能に刺激を与え胆汁の流れを促進する）
バーチ、ノルドー、ボックスウッド、キャロット、カモミール、ジュニパー、ラベンダー、

ペニーロイヤル、ローズマリー

胆嚢
刺激作用：ボルドー、ミント、ローズマリー

蛋白尿症
[蛋白]参照

糖尿病対策
バーチ、キャロット、セロリ、カモミール、コモンパイン、コモンセージ、ユーカリ、エバーラスティングギムノック、フェンネル、ガーリック、ゼラニウム、ヒソップ、ジュニパー、マイルド

タイム、オニオン、ペパーミント、ローズマリー

脳脊髄の興奮

鎮静作用：ラベンダー、スパイクラベンダー

発汗

アンゼリカ、アニス、キャロット、カモミール、コモンセージ、クミン、サイプレス、エレカンペーン、ゲンチアナ、ヒソップ、ジュニパー、ローレル、ラベンダー、マージョラム、メリッサ、ペパーミント、ローズマリー、サッサフラス、スパイリア、スイートフラッグ、タイム

発汗調整

アンゼリカ、カモミール、コモンセージ、ゲンチアナ、ローレル

脾臓

刺激作用：カモミール、フェンネル、オニオン、ペニーロイヤル、ペパーミント、ローズ、セントジョンズワート、タイム、ウッドミント

分泌腺系

刺激作用：ガーリック、オニオン

閉経

［更年期障害］参照

免疫系

セイロンシナモン、ルーカリラジアタ、フランキンセンス、ラブダナム、ニアウリ、オレガノ、ラバンサラ、セイボリー、ティートリー、タイム

網内系

ニアウリ

卵巣

エストロゲン

刺激作用：アンゼリカ、アニス、カユプテ、キャラウェイ、チャイニーズアニス、クラリセージ、コモンセージ、コリアンダ

一、サイプレス、フェンネル、イヌラ、ラバンサラ

植物療法：チャービル、ホップ、マリーゴールド、サフラン

エストロゲンの減少：クミン。自然療法はイタリアニンジンボクプロゲステロン

刺激作用：自然療法はハゴロモグサ

利尿剤

全般：バーチ、ブーク、カナディアンエリゲロン、キャラウェイ、セロリ、コモンセージ、

クミン、サイプレス、ディル、エルダー、フェンネル、ガーリック、ゴールデンロッド、

ヒソップ、ジュニパー、ローレル、ラベンダー、リーク、レモン、ラビッジ、マスティック

ツリー、ミント、オニオン、オレンジ、オレガノ、パセリ、ペルーバルサム、ラディッシュ、ローズマリー、サッサフラス、セイボリー、スパイクラベンダー、タラゴン、ツヤ、タイム、テレピン、ワイルドタイム

泌尿器の消毒：ブーク、ジュニパー、メリッサ、サンダルウッド、スイートクローバー、ツヤ

尿素の排出：バーチ、セロリ、エレカンペーン、フェンネル、イヌラ、リンデンサプウッド、オニオン

コレステロールの排出：ボルドー

塩化物の排出：バーチ、エルダー、エレカンペーン、フェンネル、オニオン、パセリ

尿酸の排出：バーチ

リウマチ対策

［リウマチ］参照

第9章
アロマセラピーに関連する自然の治療法

生物学的医療と自然療法

　自然療法では、各個人が自分の健康状態に責任をもたなければなりません。つまり、病気にかかるのは思いがけない災難などではなく、自分自身が作り出した生活や食事のスタイルが毒性を生みだし、それによって体液（血液、リンパ液、粘液）を不浄な要素で満たしてしまったことが原因なのです。こうして体液に負担がかかり、病気の根深い原因となります。その結果として現れる病気と呼ばれるさまざまな症状は、自己免疫の防衛手段であり、毒性を体外に出そうとする体の働きなのです。この症状を無理に押さえ込もうとしても、表面上の健康が回復するだけです。ところがそれを無視して、慢性の状態や再発を引き起こしてしまう、ということが現実には多くみうけられます。

　だからこそ自然療法では、患者の病気の根源を限定して、患者の生活や社会環境を考慮したうえでそれがどのように影響を及ぼしているか、ということを重視して治療を行います。この治療法にはさまざまな自然の要素——つまり、空気、水、日光、運動、エクササイズ、ポジティブシンキング、生活習慣や食生活の変化——が含まれています。その目的は体液から毒性を除去することです。患者の病状が深刻な場合は、他の自然的治療法（植物療法、芳香療法、類似療法など）を併用して

行います。それでも改善しない時は、逆症療法を行います。

　自然療法では、生あるものには知恵がある、と考えます。生あるものが生を知っているのです。生あるものは生命を良い状態に保ち、必要であれば治療もできます。P. V. マルシェソーはこの考え方をふまえたうえでこう記しています。「自然療法医が病気を治療するのではない。生命力を強める手助けをするだけだ。病気を治すのは病気になった体自身である」。

　自然療法では、食事に関する2つの療法があります。
- 絶食。
- 非毒性の食事療法。

- 摂取を避けたほうがよい食品
  刺激物：紅茶、コーヒー、ココア、ニコチン、アルコール
  "生命の無い"食物：缶詰、化学処理した食品、精製食品（砂糖、白色粉など）、脂っこい赤身の肉、ソーセージ
- なるべく摂取するとよい食品
  生野菜、フルーツ、発芽全粒穀物、ナッツ（ヘーゼル、アーモンド）、
  良質の湧き水（特に寝る前と目覚めた後にコップ一杯づつ。朝はできればレモンジュースも一緒に飲むとよい）、浄化したハーブティー

ホメオパシー

　二千年前、医学の父ヒポクラテスは、次の二種類の治療法を考案しました。「病気はそれと正反対にあるもの（逆療法の原理）によって治療することができる。そして、病気はそれと類似するものによって治療することができる」。19世紀、サミュエル・ハーネマンは二番目の原理をもとに、ホメオパシー療法（類似療法）を確立しました。その研究は、健康な人にみられる症

状を引き起こす薬剤は、同じ症状あるいはそれによって引き起こる病気の患者を治療することができる、というものでした。ホメオパシーでは、次の3つの法則を基盤にしています。

・類似の法則：健康な人に現れる症状を引き起こす薬剤は、病人の同じ症状を消すことができます。
・微小の法則：ホメオパシーでは、レメディーを希釈することで治療効果が高まります。効果的なレメディーを極微量だけ投与する方が、同じレメディーを大量に投与するよりもはるかに治療効果が高いのです。
・個別化の法則：人によって病気に対する反応は異なります。それは、体格、体質、過去の経緯がそれぞれ異なるためです。ホメオパシーでは病気を治すのではなく、病人個人を治療する、と考えます。この場合の個人とは、完全に独立した存在を意味します。つまり、ホメオパシーは医療を個別化したシステムであるといえます。

　ホメオパシーに使用される基本的なレメディーは、母液（マザー・リキッド）です。主に植物から抽出したものですが、鉱物や動物から抽出したものもあります。このエキスは希釈されて活性化し、ドロップや粒状にして治療に使用されます。これらのレメディーは主に、自己免疫の防御機能に刺激を与え、精力を高めて均衡を回復する効果があります。
　ホメオパシーの治療現場では、医師を2タイプに分類できます。複合治療を行う医師と、単一治療を行う医師です。複合治療の場合は、ホメオパシーを出発点にして他の薬物療法も同時に行います。単一療法では、患者の体全体や環境を理解するために、かなり長い質問表を使います。この治療の場合、レメディーは一度に一種類しか処方しません。患者の体全体の均衡を立て直すためです。この方法こそ、ホメオパシーの創始

者ハーネマンの考えを代表するものです。しかし、この治療法が困難になればなるほど、治療医の数が減ってきています。

植物療法

　植物療法とは、すべての医療システム、特に生物学的医療と自然療法の根源です。植物の自然な有効成分を抽出することを目的に、19世紀に化学が生まれて植物療法の分野から枝分かれし、完全なる化学合成薬品を生産するまでに発展しました。現在では、逆症療法薬品の40パーセントがいまだに半合成薬品で、植物の分子をベースにしているか、製造過程のある段階で植物製剤を使用しています。

　植物療法では、植物と野菜を治療に利用します。飲食と治療は相互に影響し合います。
植物はあらゆる方法で使用されています。

- 人間の手、あるいは機械で処理した製品。ハーブティー、煎じ薬、入浴剤、湿布用に植物を切って乾燥させたもの、カプセル用に植物を粉砕したものなど。
- 活性元素をさまざまな方法で抽出した製品。
  ・アルコール製品：チンキ、原液、アルコール溶液。
  ・グリセリン浸漬製品：主に新鮮な芽、若枝、花穂など。
  ・シロップ製品：流エキス剤など。あまり一般的ではない。
- 蒸留した製品。精油、ハイドロレイト製品またはフローラルウォーター、アルコール化合物。

　最後に、再びアロマセラピーの話にもどりましょう。アロマセラピーも植物療法から派生したもので、その高い治療効果のおかげで発展し、独立した分野になりました。しかし1940年頃から植物療法とアロマセラピーは組み合わされ、さらに専門

医療の分野で支持されるようになりました。

　植物療法とアロマセラピーを用いた治療法は、植物のあらゆる成分と可能性を利用し、絶大な効果をあげています。植物の生命あふれるパワーは、臓器、組織、細胞、分子、原子、そしてそれらの素粒子に働きかけます。植物は中枢神経系だけでなく、ホルモンや自律神経系の機能にも影響を与えます。さらに、微量元素(生理過程に重要な元素)と同じような効果があり、触媒作用にも関係しています。

おわりに

　自然芳香療法は非常に魅力的なテーマで、ミネラル、野菜、動物、人、あらゆる分野にわたっています。特に魅力的なのは、内容が豊かで、私たち人間とともに発展した歴史があることでしょう。葬式、宗教的な儀式、食事、治療、住居、道具、衣類、衛生など、人間は常にあらゆる方法で植物を利用してきました。

　20世紀は科学の研究調査のおかげで、植物芳香療法は著しい発展をとげ、21世紀には、さらに植物芳香療法の医療価値が高まっています。

　我々は現在、東洋思想の陰と陽、人間と宇宙とミネラルと植物界をつなぐ人智学（アントロポゾフィー）的アプローチなど、さまざまなアプローチ方法を試みています。

　これらの研究をすべて総合することは果たして可能でしょうか？　少なくとも異なる知識を寄せ集めることで、重要な要因を見つけ出すことができるでしょう。そうすることでさらに健康についての知識を高め、私たち人間の健康維持と回復に役立てることができるのです。

書の中に律法を求めるなかれ
律法は生きており、書かれた文字は死んでいるからだ
律法は生あるものすべての中にある
草、木、川、山、空を飛ぶ鳥、湖や海に住む魚の中に
律法はある
そしておのれの中に律法を求めよ
汝に言う
生あるものは、命なき書よりも神に近い

        エッセネ派の福音、第一巻

SHOP LIST

東京都内
東急ハンズ　渋谷店　3A／03-5489-5111(代)
東急ハンズ　新宿店3F／03-5361-3111（代）
東急ハンズ　池袋店／03-3980-6111（代）
三越　銀座7Fスリーピング＆バス／03-3535-1756
プランタン銀座店　本館6F／03-3567-0077（代）
京王百貨店　新宿店6F／03-3342-2111
東急本店／03-3477-3111
ハックシティ　自由が丘店／03-5701-7589
ナチュラボ　アウトパーツ丸の内店
（丸の内オアゾ地下1階）／03-5221-8031
ナチュラルハウス　青山店／03-3498-2277
ナチュラルハウス　町田店／0427-20-5755
ナチュラルハウス　吉祥寺店／0422-21-0081
ハーバルショップテンドルマン（昭島市）
　　　　　　　　　　　　／0425-45-0743
ハックドラック　お台場店／03-3570-1189
ハックドラック　大井町アトレ店／03-5709-7289
アロマブルーム　調布パルコ店／0424-89-5192
アロマブルーム　ルミネ新宿店／03-5909-2066
アロマブルーム　池袋ホープセンター店
　　　　　　　　　　　　／03-5911-0355
アロマブルーム　晴海トリトン店／03-6219-7518
コーエイ薬局　戸越店／03-3788-1883
コーエイドラッグ　品川プリンス店／03-5793-8077
コーエイ薬局　幡ヶ谷店／03-5790-6870

埼玉
アロマブルーム　そごう大宮店／048-631-2650
アロマブルーム　ルミネ川越店／049-240-6203

神奈川
ハックシティ　横浜ジョイナス店／045-412-1842
ハックドラック　横浜西口店／045-317-9489
アロマブルーム　横浜ランドマーク店
　　　　　　　　　　　　／045-225-6140

千葉
アロマブルーム　千葉そごう店／043-245-1980

茨城
アロマブルーム　取手とうきゅう店／0297-74-4680

静岡
ハックドラック　静岡サントムーン店
　　　　　　　　　　　　／055-981-8900

大阪
東急ハンズ　心斎橋店／06-6243-3111（代）
東急ハンズ　江坂店／06-6338-6161（代）
阪神百貨店　香りのコーナー／06-6345-1201（代）

兵庫
東急ハンズ　三ノ宮店／078-321-6161（代）
ナチュラルハウス　神戸店／078-392-3661
グリーングレイス(宝塚市)／0797-82-6165

広島
アロマガーデン（広島市）／082-225-3211
東急ハンズ　広島店／082-228-3011（代）
アロマブルーム　福屋広島駅前店／082-246-6066

サロン
ヒーリングスペース　ライフェス／03-3443-2057
サロン　ド　メリッサ／03-5720-7332

通信販売
ハイパープランツ通販部／03-5789-2920
http://www.hyperplants.co.jp

通信教育
WOAJ認定　ライセンスアロマセラピースクール
通信教育部／06-6387-0124（日本医療情報センター内）
http://www.woa.jp/school/

●著者・監訳者紹介

著　者：**ロドルフ・バルツ**（Rodolphe Balz）
　　　　1944年ジュネーブ生まれ。大学卒業後、社会学と地理学の学位を取得。教師となり、全体論的な視点で人間と環境との関係について研究する。長年、医療用植物について興味を抱き、その用法をスイスとフランスの植物治療医から学ぶ。フランスアルプスのふもとのドローム県で、アロマと医療植物の有機栽培に従事するかたわら、人間の病気を治す植物と精油の治療価値について個人的に調査、研究する。この研究は獣医学、植物の病気にも及んでいる。

監訳者：**川端　一永**（かわばた　かずなが）
　　　　大阪大学医学部大学院博士課程修了。医師、医学博士。94年に痛みの専門医院カワバタクリニック開業。アロマセラピーを臨床に取り入れ、臨床分野におけるアロマセラピー確立のため、97年に日本アロマセラピー学会を設立。2004年に教育・基準等制定のため内閣府認定特定非営利活動法人日本アロマセラピー機構を設立。『医師がすすめるアロマセラピー』『アロマセラピーで痛みとかゆみは治せる』（共にマキノ出版）、『医師が認めたアロマセラピーの効力』（河出書房新社）など著書多数。

　　　　吉井　友季子（よしい　ゆきこ）
　　　　大阪市立大学医学部卒業後、大阪市立大学医学部第一外科に勤務。育和会記念病院内科副部長を経て老人保健施設施設長を務める。99年に吉井クリニック開業。著書に『女医がすすめるアロマスキンケア』『肩こり・腰痛・ひざの痛みはプラセンタ注射で治せる』（共にマキノ出版）、『美しさと健康の秘訣』（現代書林）など。

フランス発
アロマセラピーバイブル

著者　ロドルフ・バルツ

翻訳監修　川端　一永
　　　　　吉井友季子

発行　2004年11月20日　初版第1刷

本体価格　1,800円＋税

発行者　平野　陽三
発行所　産調出版株式会社
〒169-0074　東京都新宿区北新宿3-14-8
TEL. 03 (3363) 9221　FAX. 03 (3366) 3503
http://www.gaiajapan.co.jp
印刷所　モリモト印刷株式会社

乱丁落丁はおとりかえいたします。
本書を許可なく複製することは、かたくお断りします。

Copyright © 2004 by SUNCHOH SHUPPAN INC, JAPAN
ISBN 4-88282-413-2 C2047

Title of the original edition *Les huiles essentielles*
© by Windpferd Verlagsgesellschaft mbH
© by Photocentre de production Sanoflore (France)